Scrittori italiani e stranieri

Francesco Caringella

L'attesa dell'alba

ROMANZO

MONDADORI

Dello stesso autore in edizione Mondadori

La corruzione spuzza (con Raffaele Cantone)
10 lezioni sulla giustizia per cittadini curiosi e perplessi
La corruzione spiegata ai ragazzi che hanno a cuore il futuro del loro paese (con Raffaele Cantone)
L' estate di Garlasco
Oltre ogni ragionevole dubbio
Il delitto della dolce vita
La migliore bugia

mondadori.it

L'attesa dell'alba
di Francesco Caringella
Collezione Scrittori italiani e stranieri

ISBN 978-88-04-78000-7

I edizione febbraio 2025

L'attesa dell'alba

Ai diciotto anni della mia piccola Francesca,
auguri bambina!

Non si deve abbandonare il proprio posto di guardia nella vita.

MARCO TULLIO CICERONE

Mi uccida, altrimenti lei è un assassino.

FRANZ KAFKA

Prologo

Roma, 22 luglio 2017, ore 23.20

«Era Francesca» sussurrò Sandra.

«È da Raffaella?» chiese Alberto, versandosi una lacrima di limoncello ghiacciato.

Come a tutti i padri, anche a lui piaceva essere schiavo della figlia. Il sabato sera era dedicato a lei: a qualsiasi ora, con qualsiasi temperatura, sfrecciava in moto per recapitare la ragazza a Trastevere o a Campo de' Fiori, territori della movida romana. E poi, fatale, scattava la tragica lotta contro il sonno in vista dell'operazione di recupero: l'avviso arrivava sempre all'ultimo momento.

Ma Roma a fine luglio era bella da girare, anche alle undici di sera; quella, del resto, sarebbe stata l'ultima volta che sua figlia avrebbe avuto bisogno di un passaggio. Ancora qualche giorno e Franceschina avrebbe preso la patente. La macchinetta era già pronta: il tempo delle pratiche assicurative e l'oggetto più amato dalle rampolle romane avrebbe trovato il suo posto d'onore nel garage di largo Bilancioni.

La novità lo atterriva. Una stagione della vita stava per terminare. E dopo? Lui non avrebbe avuto più lo stesso ruolo. In un certo senso sarebbe diventato un altro padre, un altro uomo, un'altra cosa.

Padre... che parola immensa, che ruolo impossibile, che assurda responsabilità!

Lo era già da quattordici anni: anni lunghi, volati in un

attimo. Era stato un buon genitore? Perfetto, no di certo. La matematica è incompatibile con le sfumature delle emozioni e la faziosità dei sentimenti. Essere genitore s'era rivelata un'impresa impossibile. Francesca l'aveva amata, invece che educata. Ma come può un uomo innamorato essere un maestro imparziale? Forse è vero che i genitori possono solo procreare un essere umano, mentre spetta ai maestri la creazione dell'uomo attraverso l'educazione della sua anima.

Poche ore prima, il professor Alberto Martinelli, ordinario di Economia di chiara fama, s'era sorpreso alla vista della figlia che si preparava per la serata: il corpo di una donna, gli occhi truccati, i jeans stinti attillatissimi e una magliettina bianca di cotone che lasciava scoperto l'ombelico. Un'età di confine, in bilico tra fanciullezza e adolescenza: non più bambina, non ancora adulta. Sospesa, tra il passato che l'imprigionava con i genitori e il futuro che reclamava l'indipendenza. Francesca dormiva ancora con il suo peluche, ma per quanto tempo avrebbe continuato a farlo? Lui già rimpiangeva gli abbracci teneri, le carezze delicate e le parole d'amore che tra qualche mese non avrebbe più ricevuto.

Francesca era figlia unica. Non per scelta, era accaduto e basta. Il destino aveva deciso e lui e Sandra non si erano accaniti nel cercare spiegazioni e rimedi. Forse era stato meglio così: Francesca riempiva la loro vita con la sua personalità dolce ed esuberante. Lei era tutto.

Sandra fissò Alberto. Lo esaminò come se fosse la prima volta. Indugiò sull'uomo della sua vita, perdendosi in un'adorazione non scalfita dal tempo e dalle ripetizioni: alto quasi un metro e novanta, snello, pieno di energia, occhi scuri vivacissimi, capelli lisci ancora folti e neri. Lo sguardo ottimista, mani grandi e forti con dita affusolate.

Non aveva toccato il vino, e ora stava contemplando il bicchiere di limoncello dopo averlo annusato con una punta di malinconia. Non sembrava più stanco del solito.

Una sera calda dell'estate romana, mitigata appena dal respiro degli alberi assetati di Villa Pamphilj. Alberto avrebbe impiegato meno di un'ora per riportare a casa la piccola.

Qualcosa però tratteneva Sandra. Nulla di distinguibile, una forza strisciante la lambiva senza mostrarsi. Per qualche ragione oscura, lei esitava. Un presentimento, si sarebbe detta dopo, milioni di volte.

«Allora?» chiese lui.

«Che ora è?» prese tempo Sandra.

«Devo andare o no?» la incalzò il marito, il tono di chi conosce alla perfezione la risposta.

«Non lo so» temporeggiò ancora lei. Cercava di dare corpo a quella sensazione indecifrabile.

Si voltò per avvicinarsi alla finestra dell'appartamento al sesto piano. Il traffico in via Ozanam, all'angolo con via Nadina Helbig, era rado: a sinistra, poche luci tremule presto inghiottite dall'oscurità; dall'altra parte, ombre sparute di passanti scivolavano chissà dove. Sandra decise di dare ascolto all'istinto: quella sera ci avrebbe pensato lei a riportare a casa Francesca. Si voltò di scatto per comunicare la decisione al marito, ma lui non era più a tavola. Si guardò intorno, e alla fine lo vide: Alberto era già sulla soglia della porta, con una felpa rossa in mano. Tutto in lui sorrideva. Lo sguardo era illuminato da una furbizia ingenua. La stessa luce morbida e accogliente che l'aveva fatta innamorare. Era successo ventidue anni prima. Una festa d'estate in una villa d'amici. Un giovane con la frangetta nera dall'aria ingenua di un bimbo goloso di futuro. Aveva ventotto anni, sei più di lei. Ed era sempre lui, ora, lo stesso ragazzo che la scrutava con la forza irresistibile di un bambino che ha il coraggio di non crescere.

«È da Raffaella?» le chiese con un sorriso impertinente.

Sandra, rassegnata, annuì. Inutile combattere battaglie perse in partenza.

«Ti amo!» L'eco della voce di lui si spense insieme al rumore della porta che sbatteva.

Parte prima

VITE SOSPESE

1

Luglio 2022

«Buongiorno!» La voce era squillante.

«Buongiorno, signora.»

«Margherita, mi chiamo Margherita» lo soccorse lei.

Era un'ottantenne minuta, graziosa. Fragile come una bambola invecchiata senza perdere la magia. Morbide ciocche le accarezzavano la fronte rugosa. Indossava una pelliccia nonostante il caldo rovente di luglio. Era seduta, come al solito, a uno dei tavolini del bar in largo del Biscione, una deliziosa piazzetta vicino a Campo de' Fiori, e come al solito era sola.

«Buongiorno, signora Margherita.»

«Ma lei mi vuol far impazzire?»

«Prego?»

«Io divento pazza, sa? Impazzisco quando vedo questi cagnolini. Sono deliziosi.»

La bassotta e il barboncino si avventarono scodinzolanti su di lei, attirati dalla dolcezza di quel viso. Coco', la bassottina marrone maculata, si issò sulle zampe a caccia di coccole. Era ridicola con quelle zampette corte, il muso lungo e affusolato e l'atteggiamento terribilmente serio.

L'uomo chiese il permesso di accomodarsi sulla sedia libera. Lei gli sorrise, e con un gesto lo invitò a sedersi. Era bello essere contagiati da quell'allegria.

«Incredibile. Non mi conoscono, ma mi saltano addosso. Guardi, anche il barboncino!»

La signora cambiava nome ogni volta che incontrava Filippo, ma raccontava sempre, immancabilmente, la stessa storia. Lui non l'aveva mai vista insieme a qualcuno. Di solito la sorprendeva assorta nei suoi pensieri, il sole negli occhi vivacissimi, pieni della vaghezza di chi cerca di prendere al lazzo una nuvola. A quel punto, ogni giorno, Filippo le si avvicinava e la donna ripeteva lo stesso racconto del giorno prima. Uguali le pause, identici i sorrisi, gli sguardi. Un rituale. Lui fingeva sempre di ascoltare per la prima volta. Provava comunque a offrirle un caffè o un gelato, ma la donna ringraziava imbarazzata e rifiutava.

«Capiscono che lei li ama. Sono come bambini. Non chiedono nulla, solo affetto» commentò.

«Guardi, mi lecca anche il barboncino. Io impazzisco per queste creature. Sa che se qualcuno fa del male a un cagnolino io prendo il bastone e glielo spacco in testa? Non la chiamo la polizia, no, ci penso io a quei disgraziati. Non ho mica paura. Non ho paura di niente e di nessuno! Mio marito era un magistrato importante. Un uomo molto ricco che mi ha lasciato soldi, case e gioielli. Sono un buon partito» si pavoneggiò, mostrando gli anelli scintillanti alle dita di entrambe le mani. «Mio marito era un grande giudice, lavorava in Cassazione, la Cassazione di Milano» continuò tronfia.

Una smorfia stirò la bocca dell'avvocato Santini. Quella della Cassazione a Milano era davvero grossa. L'aveva sentita mille volte, ma era sempre un pugno nello stomaco. Ogni volta Filippo doveva scansare l'agguato del sorriso. E, ogni volta, perdeva.

«Perché sorride? Non mi crede? Sono una povera vedova, ma sono ancora forte.»

«Signora, sorrido perché le credo. So bene che lei ucciderebbe per difendere un animale in pericolo.»

«Loro sentono che io gli voglio bene. Io sono sempre vissuta in mezzo agli animali. Sa che sono cresciuta in campagna, signor Marco?»

E così oggi toccava a "Marco". Filippo si chiese se fosse la prima volta che lo chiamava in quel modo. Sì, si convinse dopo un attimo, era proprio la prima volta. Riusciva ad affibbiargliene sempre uno diverso, di nome. Erano come due estranei che si incrociavano per la strada e diventavano a ogni incontro per la prima volta amici.

«Davvero? Che bello, signora Margherita.»

«Ero una bambina fortunata, felice, vivevo in mezzo alla natura. Pecore, cavalli, maiali, conigli, galline.»

La donna usava le stesse identiche parole, senza mai cambiare una virgola, a eccezione dei nomi. C'era di che sorprendersi.

«Qualche anno fa, entrai in una salumeria, comprai del pane e per pagare tirai fuori cinquanta euro. Il signore alla cassa non aveva il resto, ma mi disse di non preoccuparmi: avrei pagato il giorno dopo, o quando volevo. Appena uscita, sentii una voce: "Te ne vai così, puttana, senza pagare?". Rientrai come una furia e mi scagliai contro il signore: "Ma come si permette?" gli urlai in faccia. "Le faccio vedere io, sa?" Agitai il bastone verso l'uomo che, per risposta, scoppiò a ridere mostrandomi con il dito la gabbia sulla sua testa. "Vecchia puttana" mi salutò un bellissimo pappagallo blu e giallo, con le piume rosse intorno agli occhi. "Sei una gran zoccola!" aggiunse l'uccello. "Magari" risposi. Ridemmo. Da allora amo anche i pappagalli.»

«Che bella storia. Bellissima.»

«Io voglio morire tra gli animali. Morirò con loro» disse solenne.

«Tra cent'anni, signora.»

Filippo le diede un pizzicotto sulla guancia. Con il tempo s'era creata tra loro un'intimità profonda. Lei era felice per quel gesto. Lo aspettava ogni volta.

«Ma io sono vecchia.»

«Lei è sempre una ragazzina» scherzò lui, sorridendole con gli occhi.

«Grazie, Marco, lei è un galantuomo, come non ce ne sono più... Come mio marito.»

«Grazie a lei signora, ora purtroppo devo andare. Il lavoro mi aspetta» provò a congedarsi Filippo, detto "Marco" solo per quel giorno.

Sarebbe rimasto a parlare per ore con quella meravigliosa signora, ma il tempo stringeva. Lo aspettava un delicato processo per omicidio. L'omicidio di una giovane donna. Doveva tornare a casa, farsi una doccia, cambiarsi, prendere la borsa da lavoro e scappare in moto al Palazzaccio. L'udienza sarebbe iniziata alle dieci.

«E ora come faccio?»

«In che senso, signora?»

«Io sto male se mi porta via questi gioielli. Lei è crudele.» La signora accarezzò i cagnolini con la stessa disperazione con cui si saluta un innamorato che parte per la guerra.

«Ci vediamo domani, signora. Non si preoccupi.»

«Ciao, bellissimi. A domani, allora» rispose festosa. E li accarezzò ancora sulla testa prima che loro si allontanassero a malincuore da quell'anima pura.

2

«Certo che papà ha proprio ragione» incalzò Francesca, canzonatoria. «Sei un disastro!»

«Già, tuo padre non sbaglia mai. È infallibile» si difese Sandra, un sorriso amaro tra le labbra. «Vi siete sempre alleati contro di me, la belva della casa!»

«La belva umana» precisò sarcastica Francesca. Una citazione davvero rara per una ragazza del terzo millennio.

«Ma guarda che devo sentire... La belva umana! Come Fracchia.» La donna alzò gli occhi.

«Non fare la vittima, mamma. Non è colpa mia, e neanche di papà, se in macchina sfiori appena i dieci all'ora. Di questo passo me lo sogno l'aereo per Londra. Altro che alti studi di Economia e business, mi sa che resterò a Roma per tutta la vita.»

Le parole di Francesca ebbero l'effetto di una sferzata. Il contachilometri registrò un incremento netto di cinque chilometri.

«Non mi è mai piaciuto guidare sotto la pioggia» commentò, desolata, Sandra. «Un temporale estivo, dopo venti giorni di afa... Che sfiga! Sembra proprio la nuvola di Fantozzi...» E azionò la velocità massima del tergicristallo, quella per i nubifragi, anche se il vetro era appena accarezzato da un'acquerugiola timida, quasi impalpabile.

«Neanche sotto il sole africano...» commentò la giovane con un filo di voce, per non essere ascoltata.

«Che hai detto?» la stanò la madre.

«Guidare non fa per te neanche sotto il sole africano» scandì allora Francesca. «E poi se questa è pioggia, io sono il premio Nobel per l'economia.»

Risero con allegria. Succedeva di rado, ultimamente.

«Certo» scherzò Sandra, «è più probabile che tu diventi una grande economista che io una pilota decente. La London School of Economics» tornò seria «è la migliore d'Europa: farai grandi cose! Comunque, sai che c'è?»

«Che cosa?»

«C'è che non mi interessa se sarai una grande economista. Anzi, non mi importa neanche se prenderai la laurea. Non me ne frega niente. Voglio solo che tu sia felice.»

«Tu non lo sei, mamma? Per questo vuoi che mi allontani da te?»

«Abbiamo fatto questo discorso mille volte. La cosa importante sei tu, solo tu: se sarai serena, starò meglio anch'io.»

«Va bene, mamma» si schermì la ragazza, allontanando con un soffio deciso un ciuffo ribelle che le velava l'occhio destro. Era bionda come la madre, ma aveva rubato l'altezza al padre. Racchiudeva il meglio dei due, commentavano sempre i genitori. Secondo loro, lei era riuscita nell'impresa di trasformare due vecchi rottami in un diamante purissimo. Miracoli della genetica.

«In ogni caso, io sono ottimista anche sui tuoi studi.»

«Parli così solo perché mi vuoi bene. Non sono mai stata una cima a scuola, perché ora dovrei diventare una studentessa prodigio? Mi hanno ammessa per le conoscenze di papà, lo sai benissimo.»

«Quel collega di tuo padre ti ha solo dato un'occasione: i test con il massimo dei voti li hai superati tu, con le tue sole forze. Sei stata brava, bravissima! Mettiti in testa che non ti manca nulla.» Nella voce di Sandra una rabbia soffocata:

«A scuola non ti sei impegnata per la semplice ragione che non te ne importava nulla: avevi altro a cui pensare. Molto altro! Ora sarà diverso. Sai perché credo in te?».

«Ripetimelo per la milionesima volta!»

«Perché sei speciale. Sei identica a tuo padre. Dolce e determinata.»

Il riferimento al padre interruppe la conversazione. Lui era l'ospite silenzioso del loro viaggio. E non solo di quello. Entrambe erano attraversate da pensieri difficili da ricomporre.

Francesca ruppe per prima la quiete insinuatasi nell'auto ormai in vista dell'aeroporto. «Sai cosa adoro di papà?» chiese sognante. La mente e il cuore erano rivolti al passato: alle favole della buonanotte che il papà le raccontava, agli accompagnamenti in moto, alle loro gite al mare, alle lezioni di tennis, alle sciate, alle notti di studio, ad alcuni momenti speciali, a certi silenzi, alla complicità sotterranea, alla loro intima alleanza.

Sandra conosceva la risposta, ma non volle privarsi del piacere di ascoltarla dalla voce levigata della figlia.

«Lui ama scalare le montagne, ma poi è capace di restare fermo per ore, insieme a me, ad ammirare le onde e ascoltare il fruscio delle foglie. Mi dispiace lasciarti sola con lui» aggiunse dopo qualche secondo. «Sono una vigliacca ad abbandonare il campo di battaglia nel momento più difficile.»

«Non dirlo!» scattò Sandra, mettendole con forza la mano destra sulla bocca. «È il tuo futuro, e il futuro è l'unica cosa che conta. Io sono felice che tu insegua i tuoi sogni... e papà... papà... be', papà lo è ancora di più.» Una lacrima, furtiva, le solcò il viso.

Francesca avvicinò gli occhi azzurri al vetro, incollandovi fronte e naso: la pioggia era già un ricordo.

Pochi minuti dopo, l'auto era parcheggiata alla garibaldina nella zona aeroportuale dedicata alle soste brevi.

Sandra abbracciò la figlia, con una forza disperata. Gli occhi erano severi e tristi. «La mia piccola Francesca. Avrei voluto essere una madre migliore, ma non ci sono riuscita. Dovevo esserti più vicina, parlarti, ascoltarti nei tuoi anni più importanti, ma è stato tutto così difficile... e strano... Non ho potuto.» Dicendo "non ho potuto" tenne ancora più stretta a sé la figlia, e Francesca sentì, di nuovo, di essere amata. Il silenzio e l'imbarazzo calarono sulle due donne avvinghiate l'una all'altra nell'angusto abitacolo. «La mia piccola Francesca... Sai che la tua mamma ti ama con tutto il cuore e tutta l'anima, con tutta la sua vita?» La ragazza, stupita ma commossa, annuì. «Certo che lo sai» continuò la donna, come se non si rivolgesse alla figlia, «certo che lo sai!»

«Mamma, dobbiamo correre.» Francesca ruppe l'incanto lanciando un'occhiata preoccupata al suo Swatch arancione.

Si affrettarono a scendere, afferrarono le valigie e corsero in modo scomposto verso i banchi delle partenze. Sbrigate le pratiche, si lanciarono verso i controlli di sicurezza: i duecento metri furono chilometri.

Superato il varco, Francesca si voltò per salutare la madre. Erano lontane, ormai. «Ciao, mamma, ti chiamo da Londra» disse concitata, la voce ansimante. «Ti voglio bene» aggiunse con un accento nuovo.

«Ti voglio bene anch'io!» rispose Sandra con tutto il fiato che aveva in corpo. La solitudine la stava agguantando: anche la figlia si stava allontanando da lei.

«Dai un bacio a papà» gridò Francesca.

La risposta della madre fu vento senza corpo. Non c'era più tempo. La salutò con un gesto rapido della mano, prima di girarsi per correre verso la sua nuova vita.

3

L'udienza stava per iniziare e lui doveva ancora parcheggiare, ingoiare la scalinata del Palazzaccio, superare i controlli di sicurezza e catapultarsi nell'aula d'udienza al terzo piano.

Aveva studiato tutta la notte per trovare il bandolo della matassa. Ogni processo, gli aveva insegnato suo padre, è un labirinto in cui ci si può perdere se non si trova la chiave di lettura, quel filo rosso sottile, spesso invisibile, che riconduce tutto al suo senso, come per magia, ricomponendo le tessere del mosaico. Semplicità. Il metodo è la semplicità: disboscare le complicazioni apparenti e arrivare al nocciolo del problema. Il nodo gordiano. Ogni vicenda giudiziaria si riduce a una sola questione.

Filippo mostrò il badge alla guardia giurata addetta al varco. Un gesto scambiato mille volte con gli uomini asserragliati a turno nel gabbiotto. Mai un contatto vero, mai una scintilla. Alcuni lavoravano in quel buco da vent'anni, eppure lui non ne conosceva neanche il nome. Solo sguardi burocratici, sorrisi stentati, rare parole meccaniche di saluto. Vite diverse, quelle degli uomini in divisa adibiti ai controlli. Vite lontane, che non suscitavano interesse.

Anche il personale addetto agli ingressi era, però, parte integrante della giustizia e ne rappresentava, alla perfezione, la statuaria freddezza. Proprio come Filippo, che si sentiva al tempo stesso protagonista e vittima di quel poderoso meccanismo certamente inadeguato, troppo spesso sordo alle grida di dolore di chi reclama risposte ai drammi dell'esistenza. Un apparato pieno di storture. Ma dal momento che nessuno aveva inventato un sistema più efficiente, non restava che appellarsi alla tragica impotenza dei tribunali.

Istintivamente, Filippo sentiva che la giustizia era qualcosa di più e di diverso dalla legge scritta e dall'ufficialità dei riti. Sapeva che il diritto, nella sua essenza, è un viaggio dell'uomo nell'uomo, un viaggio che significa esperienza, avventura, conoscenza. Erano gli uomini, dopotutto, a riempire quella struttura farraginosa e impersonale con il loro spirito e la loro forza. Uomini, d'altro canto, deboli e incerti, rosi dal tarlo del dubbio e alla perenne ricerca della verità.

L'aveva sempre pensata così, fin dai tempi dell'università e, ancora di più, nei due anni di praticantato presso lo studio di Antonio Dell'Andro, il suo maestro, un penalista vecchio stampo che riusciva miracolosamente a fondere disincanto e passione purissima dopo decenni di professione. In fondo Filippo aveva scelto il mestiere dell'avvocato proprio perché imponeva il contatto con gli unici veri protagonisti delle vicende giudiziarie: gli imputati. Che fossero innocenti o colpevoli, ognuno di loro era portatore di una storia unica. Ognuno meritava il massimo impegno dell'avvocato in una lotta senza quartiere per la sopravvivenza.

Certo, aveva pesato sulla sua scelta professionale anche il bisogno di prendere le distanze da un genitore troppo ingombrante, ma decisiva era stata soprattutto la voglia di impregnarsi del sangue e della merda che tracimavano dalle storie di omicidi e violenze. "Sangue e merda": così Dell'Andro definiva lo spettacolo delle aule d'assise. «Le stanze della giustizia sono le latrine delle passioni» ripeteva compiaciuto. «Un luogo sordido in cui va in scena il lato oscuro e indicibile dell'essere umano, l'unico animale che uccide senza un perché.» Non bisogna fare gli schizzinosi, ma respirare quel tanfo immondo: per capire... e vincere. Vincere, sì. A tutti i costi. Quando si combatte per la vita, conta solo il risultato.

La giustizia, per Filippo, era febbre, voglia, fame. Era attitudine a ricavare dal magma delle norme e delle prove, materia per sua natura inerte e grezza, un distillato che finisce per coincidere con la verità. Era compito del giurista comprendere lo spirito della legge, sanando la debolezza della sua lettera rispetto al vortice implacabile del tempo e all'arbitrio terribile dei cambiamenti.

Comprendere il punto centrale, quindi. Avere in mano un attrezzo da scasso capace di vincere resistenze e sciogliere incertezze.

Cercare la semplicità, che è armonia, musica e schietta bellezza.

Ma qual era il nodo gordiano da sciogliere per venire a capo del processo per omicidio premeditato che Filippo avrebbe discusso di lì a poco innanzi alla terza sezione penale della Cassazione?

La vittima si chiamava Elisa Pesce. Una ragazza romana di vent'anni trucidata nel suo letto con decine di coltellate impietose, sferrate al volto, sul collo e al petto. Luigi Lattanzi, l'ex fidanzato, era stato arrestato poche ore dopo nel suo studio di commercialista, a quasi seicento chilometri di distanza. Gli inquirenti avevano raccolto prove schiaccianti a carico dell'imputato: il DNA e le impronte digitali sparse dappertutto nell'appartamento della ragazza in via Alba 31; il fallimento dell'alibi; i messaggi dei cellulari da cui si ricavava che l'uomo aveva insistito per avere un appuntamento proprio la notte dell'omicidio. I giudici di primo grado non avevano avuto dubbi. Anche la Corte d'assise d'appello aveva condannato Lattanzi all'ergastolo. Secondo i magistrati, la morte di Elisa era sopravvenuta intorno alle sei della mattina, in tempo utile per consentire al suo carnefice di prendere il Frecciarossa per Milano delle sei e ventiquattro ed essere nello studio di via Durini alle dieci.

Filippo aveva assunto la difesa per il giudizio di Cassazione. La partita sembrava chiusa, eppure lui sentiva che il castello delle accuse era minato da una crepa.

Come sempre, c'era fila davanti all'ascensore; Filippo non aveva tempo: lo aspettavano le monumentali rampe di scale di marmo del Palazzaccio.

Le scale del tribunale, si sorprese a pensare, sono le scale della vita: mentre le divori, pensi a ciò che accadrà non appena giungerai a destinazione. E allora il pensiero lavora veloce, i dubbi evaporano, le decisioni si formano come per miracolo: frutto del fato, più che della ragione. Ecco il perché dell'aria assorta delle persone che salgono a piedi da un piano all'altro: scalpitano, ruminano, oscillano, sono costrette a scegliere una strada.

Glielo aveva ripetuto tante volte anche suo padre, che pure amava tenere i panni dell'uomo freddo, di aver deciso molte condanne e assoluzioni non nelle ore di studio delle carte o nell'atmosfera ovattata della camera di consiglio, ma nei secondi sospesi e frenetici in cui, salendo le scale, era stato folgorato da un'intuizione capace di mettere di colpo a posto le tessere disordinate del mosaico.

Da giovane, a Filippo erano sembrate battute, ma con gli anni aveva capito che gli attimi dell'attesa sono le vere anticamere delle sentenze.

Arrivato, esausto, in cima alla seconda scalinata, si affacciò alla finestra che dà su piazza Cavour. Le strade erano tappezzate da automobili che procedevano a singhiozzo.

Fu in quel momento che capì tutto. Come aveva fatto a non pensarci prima? Ecco la crepa dell'accusa, ecco la faglia, la chiave della vittoria. Esultò, godendo del suo trionfo.

Ma solo per un istante. Bastò un'occhiata all'orologio per trasformare la gioia in inquietudine. Salì l'ultima rampa e infilò il lungo corridoio in penombra. Duecento metri lo separavano dalla meta. Piombò nell'aula proprio mentre la voce tonante dell'ufficiale giudiziario, un uomo grosso dai folti baffi umbertini, annunciava l'ingresso della corte.

Con il cuore in gola, Filippo indossò la toga. Era accaldato per lo sforzo: il sudore colò dalle sopracciglia sulle palpebre, coprendole con un velo tiepido.

Da una porta dietro il banco dei giudici si materializzarono i cinque magistrati: al centro, il presidente, una donna bruna il cui volto era impreziosito da occhi grandi e limpidi.

Virginia Della Valle avvicinò la bocca al microfono e dichiarò, con una voce morbida e autorevole, che l'udienza era aperta.

4

Quando l'eco della porta si spense dietro di lei, Sandra si sentì subito sola. Era passata solo un'ora da quando aveva lasciato Francesca all'aeroporto, l'assenza già la devastava.

In piedi, nel salone, guardava fuori dal vetro, che affacciava sulla strada. Il cielo era ora velato da leggere cortine lattiginose, attraverso le quali traluceva il sole.

Si diresse verso la camera da letto, davanti alla porta chiusa indugiò, come sempre, e come sempre inspirò profondamente prima di abbassare la maniglia e varcare la soglia.

La stanza era ormai un ospedale: medicine, flebo, disinfettanti, ovatta. Il puzzo inconfondibile emanato da un'umanità dolente, separata, impregnata di una speciale tristezza. Una stanza infinitamente bianca. I ricordi del passato, un uomo infermo, il silenzio tetro, la vita.

Si avvicinò ad Alberto per accarezzarlo. Lui ebbe un sussulto al contatto con la mano morbida che scorreva lungo le guance scrupolosamente rasate, come ogni mattina. Incoraggiata dal segnale, gli baciò la fronte.

«Amore» sussurrò con una vivacità che le illuminò il volto, e per un istante apparve la ragazzina che era stata nell'infanzia.

Il marito la fissò con gli occhi stanchi, rapiti dal passato e dalla malinconia. Ebbe la tentazione di dire qualcosa, poi rinunciò. Girò il viso dall'altra parte, forse per il timore di un gesto più ardito di lei.

Il silenzio piombò di nuovo tra loro, scavando un fossato incolmabile.

5

Il pubblico ministero aveva chiesto la conferma dell'ergastolo. Asciutta la sua requisitoria: una raffica di argomenti affilati come lame. Occasione, movente, precedenti, circostanze, personalità, impronte, testimonianze: non c'era un solo elemento che parlasse a favore di Luigi Lattanzi.

La vittima era una ragazza solare e benvoluta da tutti. Unica ombra: quell'uomo di quarant'anni che non si rassegnava alla fine della relazione. Uno stimato professionista, rampollo di una famiglia altolocata. Un ricco commercialista che faceva la spola tra lo studio romano e quello milanese. Era piombato nella vita di Elisa Pesce quasi due anni prima, con l'onnipotenza dell'uomo ricco di potere ed esperienza. Un incontro casuale, in treno. Non era stato difficile abbordarla, ci sapeva fare. Capiva al volo il tipo di donna e l'attaccava nel suo punto debole. Il punto debole di Elisa era la fiducia nel prossimo; il candore, il bisogno di essere amata. Era romantica, credeva nell'umanità. "Ingenua" la rimproverava la madre. "Sognatrice" la difendeva il padre. Luigi Lattanzi aveva subito caricato a testa bassa su quella terribile faglia di fragilità che è il bisogno d'amore. Le parole dolci, le galanterie mielose, le seducenti promesse, i ristoranti stellati e i regali di lusso: la prospettiva di un futuro senza limiti aveva stordito quella giovane commessa di umili origini. Ma dopo poco più di un anno le apparenze erano evaporate, lasciando spazio alla realtà. Una realtà dura e impietosa. Un uomo autoritario e possessivo, con la voglia di essere padrone. Quindi la gelosia ossessiva, le domande asfissianti, gli interrogatori, i controlli, gli insulti, le minacce, e, infine, le mani addosso. Quelle grandi mani, senza pietà. Lei aveva provato a difendere i suoi sogni, ma la speranza che lui cambiasse era svanita con la crudeltà inesorabile delle illusioni.

L'amica del cuore l'aveva avvertita: «Gli uomini non cambiano mai, possono solo peggiorare». Così, dopo mesi di tentennamenti, alla fine Elisa s'era fatta forza e aveva chiuso la storia. S'era sentita leggera, di nuovo libera, di nuovo donna. Luigi, però, non s'era rassegnato e aveva cercato in tutti i modi di farle cambiare idea. Con le buone e, soprattutto, con le cattive. Fallito ogni tentativo di ricucitura, il commercialista aveva utilizzato il pretesto di un incontro chiarificatore per portare a segno la sua terribile vendetta. Una vita era stata cancellata da un atto infame e barbaro. Coltellate inferte senza umanità contro un corpo che ancora non aveva vissuto. Già da molte ore Elisa era un cadavere quando la madre, allarmata dal lungo silenzio al telefono, l'aveva trovata accasciata sul letto, con la gola tagliata e gli occhi terrorizzati.

L'imputato era stato condannato all'ergastolo in primo grado e in appello. Restava il giudizio della Cassazione. La strada era in salita. E la forza della requisitoria del pubblico ministero, ormai alle ultime battute, l'aveva resa ancora più ardua.

«È stato un omicidio premeditato, signori della corte. Quando è entrato in quella casa, l'imputato aveva già deciso di uccidere Elisa Pesce. Una ragazza. Una ragazza che aveva una sola, immensa colpa: il desiderio di libertà. Nell'attimo in cui ha varcato la soglia di quell'appartamento in via Alba 31, con il cellulare spento, Luigi Lattanzi aveva calcolato ogni gesto, soppesato ogni rischio, valutato ogni frammento, fino al capolavoro: un appuntamento a seicento chilometri di distanza, nella stessa mattinata dell'assassinio. Un alibi di ferro. Ma noi abbiamo dimostrato che il Frecciarossa delle sei e ventiquattro ha consentito all'assassino di entrare, alle dieci in punto, nell'elegante studio di via Durini, a Milano. Il castello di bugie costruito dall'uomo che dovete giudicare è franato, al pari del sogno d'amore cullato dalla povera Elisa. Un omicidio. Un omicidio premeditato, lo ripeto. Le coltellate bestiali che hanno spento le speranze e i progetti di Elisa Pesce non sono frutto di impeto, ma il risultato di un progetto. Non un momento di debolezza, ma un atto di forza. Non sentimento, ma possesso. Non emozione, ma freddezza. Non amore, ma ghiaccio. Chi ha ridotto il corpo di Elisa a una chiazza di sangue non è un uomo, ma un animale. Luigi Lattanzi merita il carcere a vita.»

L'eredità delle ultime parole si dissolse lentamente. Il silenzio ne accentuò la potenza. Era come se il corpo senza vita di Elisa Pesce fosse lì, a pretendere giustizia e verità. Anche il presidente Virginia Della Valle era prigioniero del momento. Dovette faticare per ritrovare la concentrazione, mettere in ordine pensieri e dissipare dubbi. Poi si rivolse all'avvocato Santini: «Avvocato, a lei la parola».

Filippo scrutò il volto del presidente, prima di cominciare. Ne studiò le pieghe e ne esplorò le ombre. Era un giudice, ma anche una donna. Un dato da non trascurare in un processo per femminicidio.

Si aggiustò la toga sulle spalle. Solo a tratti filtravano dalle finestre voci di passanti e colpi di clacson. Indugiò, come al solito, qualche istante. Lo faceva per suscitare nell'aula curiosità e impazienza. Il suo maestro gli aveva esposto la "teoria dei cuori", che analizza la portata emozionante implicita in un momento di silenzio. Secondo questa scuola di retorica, il tacere, voluto e deliberatamente scelto, se inatteso e anomalo è una componente fondamentale dell'ascolto, capace di creare una speciale e intima connessione. Però non bisogna esagerare. C'è un punto limite, impalpabile ma perentorio, che non va superato se si vuole evitare l'effetto opposto: l'allontanamento dell'ascoltatore. Quel confine era ormai vicino.

Filippo aveva deciso di osservare anche la regola delle due ore: se si hanno argomenti validi, nessun'arringa ha bisogno di un tempo superiore. Meglio mandare al tappeto l'avversario con un gancio secco, piuttosto che lavorarlo inutilmente ai fianchi per un tempo infinito.

Nella prima ora e mezza ricapitolò la storia delle indagini e le motivazioni della sentenza di condanna. Un'analisi sobria e puntigliosa, per mettere sul piatto gli ingredienti, nell'ordine e nella misura giusti. Senza eccessi e senza complicazioni. Bisognava sistemarli, insomma. Poi li avrebbe utilizzati per cucinare il suo piatto, seguendo una personalissima ricetta. Restavano trenta minuti, quelli decisivi, dedicati alla critica, alla persuasione, all'attacco, alla vittoria. In quei momenti ogni parola aveva il compito di sedurre. Ogni virgola era pesante come una pietra. Ogni silenzio decisivo. Ogni pausa fondamentale. Milleottocento secondi durante i quali essere veloci e inesorabili. Filippo sapeva bene che sarebbero passati in un attimo: bisognava distillarli con cura scientifica.

Si sarebbe dedicato a un solo punto, quello su cui aveva riflettuto in cima alla rampa della scalinata.

«Nel racconto che vi ho fatto, fedele e preciso, direi giornalistico, si annida il difetto di motivazione che corrode la sentenza della Corte d'appello. La pronuncia impugnata non spiega perché gli indizi di reità siano stati considerati gravi, precisi e concordanti, al punto da escludere, oltre ogni ragionevole dubbio, l'esistenza di una verità alternativa. È un'omissione grave, decisiva, inemendabile. In questa vicenda, ogni indizio può essere letto in modo diverso e la somma delle prove logiche non assurge a quel grado di solidità necessario per la certezza processuale. Dobbiamo essere franchi e guardare in faccia la realtà: nelle carte non c'è lo straccio di una certezza, ma solo una montagna di dubbi, anzi, di congetture, se non di pettegolezzi. Illazioni: niente di meno, niente di più. E allora, signori della corte, voi avete il preciso dovere di cancellare dalla realtà giuridica una decisione che ha condannato all'ergastolo un rispettato professionista senza arrendersi all'evidenza del dubbio, alla legge del dubbio, alla forza lampante del dubbio.»

Filippo si fermò, sistemandosi la toga che gli era scivolata sulle spalle e ancorandosi con le mani alla superficie levigata del banco di legno. Fissò a lungo il presidente, Virginia Della Valle. Una donna misurata e rigorosa, giunta da pochi mesi in Cassazione dopo una lunga esperienza d'assise a Bari. Era nota agli avvocati per il senso profondo della giustizia e il culto quasi religioso delle garanzie. Un magistrato che aveva l'intelligenza per arrendersi al dubbio invincibile. Un coraggio raro, e prezioso. Filippo doveva strisciare in quelle zone grigie in cui affiora il germe dell'incertezza, costringendo i giudici a impantanarsi in una strettoia senza vie d'uscita. Non fu difficile, per un avvocato della sua esperienza, cogliere negli sguardi degli altri quattro magistrati della corte – due uomini e due donne – il tormento che cresce, subdolo, quando la montagna di congetture non è puntellata dalla pistola fumante.

Era il momento di caricare a testa bassa per costringere i giudici a una resa il più possibile onorevole. L'avvocato Santini si domandava spesso se fosse giusto quel gioco di seduzioni, minacce e corteggiamenti. Ma, in quegli attimi, il profumo del sangue era più forte di ogni anelito morale. L'odore diventava ancora più irresistibile quando, in un processo in salita, c'era da strappare una vittoria insperata con uno scatto sul filo di lana. Filippo si sentiva, in quei momenti, un acrobata in bilico sul filo tremante della legge. Ed era bellissimo.

«Analizziamo tutti i dati dell'accusa. Sono quattro: occasione, movente, impronte, alibi. Non quattro certezze, ma quattro dubbi. Dubbi enormi, invalicabili, assoluti. Non abbiamo certezze sull'occasione: dai dati relativi a tabulati e messaggi telefonici e dalla testimonianza della migliore amica di Elisa sappiamo che il mio cliente aveva un appuntamento con la vittima per la tarda sera del 9 gennaio, ma non sappiamo se abbia passato tutta la notte nella casa di via Alba o se, invece, come dichiarato da lui in quest'aula, si sia trattenuto solo fino a mezzanotte. Nessun dato conferma la presenza del mio assistito in quella casa al momento dell'omicidio. Solo ipotesi, sospetti, libere deduzioni. Insomma, pettegolezzi.»

Filippo afferrò un fazzoletto dalla tasca e si asciugò il sudore sulla fronte. Cercò gli occhi del presidente e li trovò attentissimi. Era il segnale che attendeva. Protrasse l'attesa ancora per qualche secondo, quello era il momento fatale. Il momento in cui si vince o si perde. «Non abbiamo certezze sul movente: il mio cliente era possessivo e violento, ma non aveva mai fatto veramente del male alla povera Elisa. Non voglio sminuire il significato ignobile degli schiaffi di cui hanno parlato i familiari e gli amici della ragazza, ma quelle ignobili – ignobili, lo ripeto, schifose, orribili, bestiali – violenze non sono paragonabili alla macelleria messa in campo dall'assassino. Anzi, i messaggi scambiati negli ultimi giorni tra l'imputato e la ragazza registrano un clima di serenità. Clima confermato dall'inizio di una storia del Lattanzi con una collega milanese di cui s'era invaghito. Strano, molto strano un femminicidio consumato da un uomo che vive l'alba di un nuovo amore.»

Una nuova pausa, questa volta brevissima, Filippo ora voleva incalzare: «Non abbiamo certezze sulle impronte. Non ci raccontano nulla le tracce dell'uomo sul dispenser del bagno e nel lavandino, su cui tanto ha insistito il pubblico ministero: il fatto che l'imputato si sia lavato le mani prima di andarsene non significa che le abbia pulite dal sangue della vittima. La normale esperienza ci insegna che ogni persona civile si lava le mani dopo avere mangiato o dopo aver soddisfatto un bisogno fisiologico».

Un colpo di tosse in aula. Filippo non ne identificò l'autore. Uno dei giudici? Il pubblico ministero? L'imputato... che forse era l'assassino?

«Non ci sono certezze neanche sull'alibi e, direi, sui tempi. La ragazza è stata uccisa in una forbice fissata dal medico legale tra le sei e le sei e quarantacinque del mattino di quel maledetto 10 gennaio di sei anni fa. Accettiamo, per puro esercizio, l'estremità anticipata di questo lasso cronologico: le sei. È già una concessione notevole all'accusa: diamo per acquisito che uno dei quarantacinque minuti utili per uccidere sia quello buono. Uno su quarantacinque: rinuncio alle quarantaquattro opzioni a me più favorevoli. E lo dico perché ogni minuto che passa allontana in modo sempre più plateale il peso dell'accusa dalla testa del mio assistito. Ebbene, anche percorrendo quest'ipotesi, non c'è certezza che il mio assistito, dopo aver inflitto l'ultima coltellata, possa avere fatto il suo ingresso alle dieci in punto del mattino nello studio milanese di via Durini 24, dove impiegati e colleghi l'hanno salutato e accolto. L'unico mezzo di trasporto ipotizzabile è il treno, visto che in auto il tempo di percorrenza supera di gran lunga le cinque ore, e le indagini hanno escluso la presenza del Lattanzi sui voli utili di quella mattina. Resta il treno. Ma quale? Il solo compatibile, sempre per esercizio, è il Frecciarossa partito da Termini alle sei e ventiquattro. Gli altri partivano troppo presto per il feroce assassino e troppo tardi per lo stimato uomo d'affari. È il treno che l'imputato ha dichiarato e dimostrato di aver preso in quella sporca mattina di pioggia. Veniamo al punto. I periti dell'accusa ci spiegano che, a quell'ora del mattino, possono bastare dai dieci ai quindici minuti per raggiungere la stazione partendo da via Alba 31. In teoria sì, ma nella pratica no. Nella pratica, nel mondo di tutti i giorni, bisogna tener conto del fattore umano. Emozioni, paura, collasso dei nervi, imperfezione, cedimenti, slittamenti, errori. I controlli hanno escluso che il nostro ipotetico uomo abbia chiamato un taxi. Quindi, il Lattanzi ipotizzato dall'accusa, il Lattanzi disumano accoltellatore, il Lattanzi feroce femminicida, deve avere usato un mezzo proprio, se non vogliamo considerare l'ipotesi fantascientifica del passaggio di un misterioso complice. E allora, signori giudici della corte, siccome la giustizia, allo stato più puro, esige di mettersi nei panni degli altri, vestite gli abiti dell'uomo che, alle sei di quel fatidico e piovosissimo mattino, ha inferto l'ultima coltellata. Chiudete gli occhi e collocatevi nella stanza da letto di quel piccolo e trasandato appartamento al terzo piano di via Alba 31. Una strada stretta e angusta, una piccola traversa di via Appia Nuova, a poche centinaia di metri da piazza Re di Roma.»

Una pausa, più lunga. Tossì. Abbracciò ancora, con lo sguardo, i cinque giudici avvolti dalle toghe, riservando un briciolo d'attenzione in più a quello all'estrema destra, una cinquantenne dai capelli rossi i cui occhi vispi sembravano fagocitati dal racconto. Ancora qualche istante di attesa. L'avvocato aveva bisogno di tempo affinché ognuno dei giudici avesse le mani sporche di sangue dopo la ventesima coltellata inferta al corpo inerme di Elisa e iniziasse il suo viaggio verso il binario 19 da cui, alle sei e ventiquattro in punto, sarebbe partita la Freccia per Milano.

Filippo si voltò alla destra, per lanciare un'occhiata di sfida al pubblico ministero. Poi si protese verso i giurati, come per scambiare una confidenza. E ricominciò: «Siete Luigi Lattanzi. Avete le mani macchiate di sangue, una donna priva di vita è immersa in una pozza rossa sul letto davanti a voi. Siete sconvolti e avete un mucchio di cose da fare prima di salire sul treno che partirà tra ventiquattro minuti precisi. I secondi volano, il tempo fugge, l'orologio è impazzito. Dovete lavarvi, disfarvi del coltello, riconquistare un minimo di lucidità, fare attenzione a non lasciare oggetti e tracce a voi riconducibili. E che dire degli abiti che avete indosso? Difficile che non siano sporchi. Quel mare di coltellate ha investito anche voi. Avete un ricambio? Non siete criminali di professione, avete solo perso il controllo: non è facile, a questo punto, essere razionali e decidere le mosse con lucidità. Sapete di avere commesso il più grande errore della vostra vita e siete già pentiti: attaccata a voi c'è una colpa di cui non vi libererete mai. Prima di abbandonare l'abitazione, gettate un'ultima occhiata alla vittima, alla stanza, ai luoghi che vi hanno visto felici. Ripensate all'accaduto, la scena dell'omicidio vi attraversa ancora. È difficile lasciare il teatro del crimine, un'attrazione fatale vi incolla là dove avete dimenticato di essere uomini. Per tutte queste operazioni e convulsioni, saranno necessari almeno dieci minuti, facciamo nove. Un'altra gentile concessione al mio illustre avversario. Un regalo enorme, ma voglio essere generoso. Siamo alle sei e zero nove: il treno partirà tra quindici minuti. Uscite dall'appartamento, divorate cinque piani di scale, vi lasciate alle spalle il portone e correte verso la macchina. Vi ci infilate e mettete in moto. Altri cinque minuti? Facciamo quattro. Sono le sei e tredici: tra undici minuti il treno partirà».

Ancora un breve silenzio. Filippo finse di prendere fiato. In realtà aveva bisogno che ognuno dei giudici della corte entrasse nell'autovettura e si mettesse al volante, con il cuore in tumulto e la pioggia che picchia impietosa. Ognuno di loro doveva girare la chiave con la mano tremante e muovere verso la stazione. Ognuno di loro doveva avere la netta sensazione di non poter raggiugere il Frecciarossa in undici minuti. Ognuno di loro doveva fare il tifo per l'imputato.

Lanciò uno sguardo fugace al presidente, poi riprese senza distogliere gli occhi da Virginia della Valle. Sapeva che dalla decisione di quella donna sarebbe dipeso il destino di Luigi Lattanzi.

«Undici minuti, signori. Il cuore pompa il sangue in gola, siete sconvolti. In più, piove a dirotto. Un nubifragio, con le strade allagate e la visibilità ridotta. Ce la farete ad arrivare in dieci minuti? Difficile, ma voglio concedere anche questo vantaggio all'accusa. E in un minuto ce la farete a parcheggiare in via Turati, buttarvi a capofitto dentro la stazione e raggiungere il remoto binario da cui quella mattina è partito, puntualissimo, il Frecciarossa per Milano?»

Una breve sospensione, per consentire a ognuno dei cinque giudici di rispondersi.

«Non è difficile, ma impossibile. Ce ne vogliono molti, ma molti di più. Si tratta di più di un chilometro. E a quell'ora la stazione brulica di pendolari: difficile farsi strada. Bisogna passare anche il tornello, un'impresa nel tumulto dell'ansia. Vi confesso che io stesso mi sono infilato in macchina per simulare il viaggio da via Alba a Termini. L'ho ripetuto decine di volte, partendo sempre alle sei e tredici. Sapete quanto ci ho messo? Con il bel tempo, mai meno di venti minuti. Con pioggia e vento, quasi trenta. Sapete quante volte ho potuto prendere il treno per Milano delle sei e ventiquattro? Mai. Mai. Mai, signori della corte. Mai. Non ci sono arrivato mai neanche vicino. Non l'ho visto mai neanche da lontano, quel misterioso treno.»

Un'ultima pausa. Un'occhiata fugace all'imputato, seduto alla sua sinistra. Ricevette dallo sguardo assorto dell'uomo una spinta ulteriore. Sentiva di essere stato perfetto. Ora non poteva sbagliare.

«L'accusa si fonda sulle azioni di un omicida virtuale refrattario alle debolezze umane, baciato dalla fortuna in ogni piccolo gesto della sua disperata impresa criminale. Un uomo vero» e alzò la voce all'improvviso, «un uomo in carne ossa» urlò ora, «il Lattanzi assassino non avrebbe mai potuto compiere queste operazioni in ventuno minuti. Avrebbe impiegato almeno il doppio del tempo. Avrebbe preso, nella migliore delle ipotesi, il treno delle sei e quarantanove, e non sarebbe mai arrivato puntale all'appuntamento delle dieci in via Durini. Evidentemente, Luigi Lattanzi, quella mattina, non è uscito da casa della vittima, ma da casa sua, in via Annibal Caro 59, e lo ha fatto ben prima delle sei. Su tutti questi aspetti la motivazione della sentenza è omissiva e lacunosa. Non s'è arresa alla forza lampante del dubbio che incrina la convinzione dell'accusa. Per questo la decisione di condanna va annullata in modo da consentire la celebrazione di un nuovo processo d'appello. Un processo, questa volta, giusto ed equo, che sancirà la piena innocenza dell'imputato.» Filippo indugiò. Alzò gli occhi al cielo, prima di abbassarli rapidamente per indirizzarli verso i suoi giudici e sussurrare: «Signori della corte, non dovete avere paura di liberare un omicida, dovete avere il terrore di condannare un innocente».

6

«Non puoi chiedermi di ucciderti!» gridò lei.

Avevano discusso, e la ragione era sempre la stessa: lui voleva morire, a tutti i costi.

Lei aveva cercato di riportarlo alla ragione: c'erano nuove tecniche di riabilitazione, cure palliative più efficaci, farmaci di ultima generazione contro il dolore, forse il trapianto di cellule staminali. Il rischio di paralisi del cuore e dei polmoni poteva essere ancora contrastato. Un medico indiano stava mettendo a punto una nuova strategia contro la tetraplegia d'origine traumatica, per bloccarne la spirale degenerativa. Non miracoli, ma prospettive, anche se non vicinissime. Insomma, bisognava lottare, prima di arrendersi.

Alberto, però, aveva comunicato anche alla madre e al fratello di non poter continuare a vivere nelle sue condizioni di sofferenza: era come un tronco, ormai, aveva bisogno di aiuto persino nell'evacuazione, e i farmaci non lo sollevavano più dai dolori lancinanti. Solo una robusta sedazione gli restituiva briciole di serenità.

Ma se l'unica vita possibile era la morte temporanea, tanto valeva morire davvero. E per sempre, senza il dramma quotidiano del risveglio. Meglio liberarsi e liberare tutti da quel meccanismo atroce. La progressione della malattia era inesorabile, l'evento traumatico aveva innescato una componente progressiva. Sarebbe stato tutto lentissimo e lui non voleva essere intubato e diventare, inesorabilmente, un vegetale.

Per mostrare la sua determinazione, ogni tanto Alberto si rifiutava di parlare e chiudeva gli occhi al mondo. Si barricava nel mutismo per ore, per giorni. Era duro e ostinato. Uno sciopero della parola a cui rinunciava solo grazie alle carezze della figlia.

Stavolta, la richiesta di Alberto era stata più perentoria. Non era più un progetto, ma una decisione.

«La vita è un diritto, non può essere un obbligo» ripeté a Sandra. «Devi liberarmi da quest'inferno! È un tuo preciso dovere» aggiunse con un sibilo

«Non è giusto!» urlò lei. «Non puoi chiedermi questo. Non puoi...» La voce le si strozzò in gola. Corse in un'altra stanza e scoppiò in un pianto isterico che riempì la casa. Sandra non era scossa solo dal dolore, ma anche dalla paura di ammettere a sé stessa che, in fondo, condivideva la scelta del marito. Era devastata dalla consapevolezza che lo avrebbe aiutato, sì, per generosità, ma anche per egoismo. Soprattutto per egoismo. Certo, il passaggio dai pensieri ai fatti era un punto interrogativo, ma lei, ormai, voleva la morte dell'uomo a cui aveva promesso amore per sempre. Lo voleva, inutile negarlo, anche per tornare a essere una donna libera.

Alberto la chiamò con quel che restava della voce usurata dalla malattia e dalle medicine. «Dai, su... su» la consolò, quando lei tornò da lui. Chissà se immaginava la tempesta che la stava divorando. Forse sì, probabilmente sì. Era un uomo straordinariamente intelligente, e ancor più era sensibile ai destini altrui. Le fece segno di prendergli le braccia e metterglicle attorno al collo. Aveva perso l'uso anche degli arti superiori e non poteva più abbracciare la donna della sua vita. Lei lo strinse a sé con forza e dolcezza.

«La persona che davvero mi ama sarà quella che mi aiuterà a morire» incalzò lui, ma con dolcezza questa volta. «E tu mi ami.»

«Non sarò io quella persona. Mettitelo bene in testa, brutto zuccone» cercò di schermirsi Sandra, senza troppa convinzione.

«Dai, basta» sussurrò lui. «Lo so che, prima o poi, mi lascerai andare.»

Rimasero in silenzio per alcuni minuti. Dalle pareti li scrutavano decine di ragni, mosche, api, farfalle. La fotografia era, insieme alla pittura, la passione di Alberto. Nella perfezione di quegli animali rintracciava un'armonia esemplare e una forza misteriosa. Non fotografava mai insetti morti. Per farli stare fermi, li deponeva in una scatoletta che teneva per cinque minuti nel freezer. Poi, però, li riportava sempre dove li aveva catturati per restituirli alla loro avventura. La fotografia più grande immortalava la moglie che liberava una meravigliosa aragosta nell'acqua azzurra del Golfo degli Aranci. Alberto s'era intenerito nel vedere l'animale dimenarsi nell'acquario di un ristorante, in attesa di bollire in una pentola. Aveva allora deciso, insieme a Sandra, di comprare l'aragosta per duecento euro, per poi scortarla all'interno di un secchio verso la piattaforma del locale che si stagliava sul mare e restituirla delicatamente al suo elemento.

L'incidente, però, aveva strappato ad Alberto anche le braccia, necessarie per usare la macchina fotografica. All'inizio era riuscito ancora a dipingere perché poteva compiere, con una lentezza esasperante, piccoli movimenti con le mani. Una fatica immane. Negli ultimi tempi era Sandra a muovere quelle dita impotenti. Poi, anche le dita si erano arrese a metà del suo ultimo quadro, quando le farfalle che volavano leggere in cielo dovevano ancora essere colorate. Aveva provato per un po' con la bocca, tenendo stretto tra i denti il pennello e muovendo la faccia, ma era faticoso, maledettamente faticoso, e mancava la sensibilità necessaria per la precisione del tratto. Poi anche la vista s'era appannata, impedendogli di dare vita alla tela. «Questo quadro lo finisci tu! Finiscilo!» le aveva ordinato lui. «Ma io non so dipingere» s'era difesa Sandra. «È bello anche senza colori» aveva aggiunto, frastornata. «Imparerai!» aveva tagliato corto lui.

E così Sandra aveva preso lezioni, con la diligenza di una studentessa. Ormai dipingeva al posto di Alberto, prestando le proprie mani all'immaginazione dell'uomo della sua vita.

Da qualche tempo, però, lui non aveva neanche voglia di guardare i quadri della moglie. Per molti mesi aveva fumato e parlato al telefono tenendo stretta in bocca una speciale bacchettina di legno. Poi, aveva abbandonato anche quei frammenti di normalità. Era troppo difficile, nulla aveva più senso.

I vecchi amici gli avevano fatto visita spesso in quegli anni. I più intimi quasi tutti i giorni, per raccontargli le loro vite. E a lui faceva piacere, i primi tempi. Poi s'era stancato anche di quelle facce e di quei racconti: echi di normalità sempre più assurdi e ostili.

Alberto trascorreva tutto il giorno a letto. «Io non ho la malattia, io *sono* la malattia» scuoteva il capo, desolato. All'inizio, si faceva mettere sulla sedia a rotelle di mattina e nel pomeriggio, per non più di un'ora. Con il passare dei mesi, solo una volta al giorno. Negli ultimi tempi quasi mai, infine mai: adesso rifiutava, come una belva, ogni proposta. Se non poteva avere la normalità, rigettava la parvenza di normalità.

Ascoltava, di tanto in tanto, la sua musica jazz, ma senza più interesse. Restavano gli audiolibri e i romanzi che Sandra gli leggeva di pomeriggio. Anche quelle storie, però, non lo distraevano più.

Pensava solo a come mettere fine a quella non vita. Dopo cena, aspettava l'ora della compressa di Tavor per non sentire più nulla, nella speranza di non svegliarsi la mattina. Sperava che il cuore lo tradisse. Invece no, quella dannata pompa non perdeva un colpo. Un orologio inutilmente perfetto. Ogni volta Alberto apriva gli occhi su una giornata peggiore della precedente: si risvegliava spaventato, sudato, spossato. Amava la moglie e la figlia, certo. Le amava più di prima, forse. Ma era un amore doloroso perché anche le donne della sua vita erano prigioniere nella sua cella. E il carcere, anche per loro, era per sempre: fine pena mai.

«È arrivato il momento in cui devo mollare» le mormorò con una nota dolce nella voce stanca.

Lei sorrise, e lo accarezzò, senza rispondere.

7

Le sei di pomeriggio di un venerdì estivo. Le ore stavano rotolando pigre nello studio legale Santini. Al di là delle pareti fresche, fermentava l'estate, con il suo carico di noia e torpore.

Filippo si stava gustando il trionfo. La Cassazione aveva annullato la sentenza di condanna di Luigi Lattanzi, rinviando gli atti al giudice d'appello per la ripetizione del processo. La strada era ancora lunga e densa d'insidie, ma quella appena ottenuta rappresentava una vittoria importante, insperata. La sua strategia aveva funzionato e i giudici avevano abboccato. La storiella dei ventiquattro minuti un vero capolavoro. E Filippo l'aveva raccontata come un attore in stato di grazia. L'aveva imparato durante la sua dura gavetta che il processo è una commedia in cui ognuno deve recitare la propria parte perché – come a teatro, e nella vita – in un'aula di giustizia non vince la storia migliore, ma la bugia raccontata meglio.

Per fortuna, nessuno dei giudici aveva immaginato soluzioni alternative per raggiungere il capoluogo lombardo. Un aereo privato, per esempio. Un elicottero, perché no? Luigi Lattanzi era un uomo ricchissimo. E un uomo pieno di soldi è disposto a tutto pur di non finire in galera per il resto dei suoi giorni. Compreso comprare il silenzio di possibili testimoni del suo viaggio clandestino.

Al Filippo dei primi anni non sarebbe piaciuto vincere truccando le carte. Non si era mai sentito una "puttana di tribunale", come amavano definirsi i vecchi marpioni di Corte d'assise. Ma con il tempo aveva capito, sulla sua pelle, che un avvocato non può essere schifiltoso: ogni arma è lecita, se non si viola il codice. Quello era il suo mestiere, quella la vita che aveva scelto: vincere, sempre e comunque. Portare a casa il risultato a tutti i costi, senza baloccarsi troppo con i dilemmi della coscienza.

L'etica è un lusso da liberi pensatori che chi combatte per l'altrui libertà non può permettersi. La stella polare del difensore non è la morale, ma la legge. E la legge vuol dire diritto dell'imputato di mentire e dovere del difensore di imbastire ogni strategia per salvare la pelle al cliente. Il vero avvocato non deve cercare la verità, ma allontanarla in ogni modo dall'uomo che gli ha affidato il suo destino. La giustizia, in fondo, impone al legale di approfittare di tutte le garanzie che l'ordinamento mette a sua disposizione anche per ottenere l'assoluzione di un assassino: presunzione di innocenza, onere della prova, parità delle parti, regola del ragionevole dubbio, limiti alle prove d'accusa e tutela dei diritti fondamentali. Un colpevole in libertà non è, quindi, un'anomalia, ma l'espressione più pura di un sistema moderno e democratico.

E del resto, Lattanzi non aveva mentito: aveva solo scelto di raccontare una parte della verità.

Filippo Santini era un bell'uomo: un metro e ottanta, carnagione scura, occhi verdi, magro, muscoloso, capelli ricci disordinati, neri con rare sfumature bianche. Indossava jeans stinti e camicia bianca con le maniche arrotolate fino ai gomiti. Ai piedi, un paio di Stan Smith. Finita la sofferenza imposta dalla divisa di tribunale, si liberava sempre di giacca e cravatta per tornare alla libertà. Aveva quarantanove anni, ma ne dimostrava almeno cinque di meno. Figlio unico di un vecchio magistrato in pensione, viveva a Campo de' Fiori, in un delizioso attico donatogli dal padre, con vista sul mercato di frutta più antico di Roma. Scapolo, ateo, apolitico. I colleghi amici, come i detrattori, usavano le stesse parole per definirlo tra i corridoi del tribunale: "giurista brillante, capace del colpo di genio, maestro dell'improvvisazione e artista del *problem solving*".

Nessuno sapeva quanto il padre gli rimproverasse di non aver messo a frutto il proprio talento per assenza di fame e mancanza di disciplina.

Non gli aveva mai perdonato la decisione di non seguire la sua strada. Una storia di magistrati, quella della famiglia Santini, durata più di un secolo, attraverso quattro generazioni, destinata a finire per sempre.

Tra le altre cose, il vecchio gli rinfacciava la mancanza di valori, l'indifferenza per la politica e, soprattutto, una vita sentimentale scapestrata che non gli avrebbe mai consentito di diventare nonno.

Filippo era un playboy impenitente: sapeva di piacere alle donne e ne approfittava in ogni occasione. Era però corretto, a modo suo: metteva subito in chiaro con tutte che non aveva intenzione di impegnarsi e non prometteva mai nulla che non fosse la bellezza dell'attimo. Amava le donne, ma non si era mai innamorato.

Quanto al successo... che stupida chimera. Gli sembrava inconcepibile che la gente trascorresse buona parte della vita attendendo il coronamento di un sogno. Sempre una rincorsa, lo sguardo all'obiettivo, il desiderio di una realizzazione. La vita intesa come progetto era per lui la negazione delle emozioni, la falsificazione dell'uomo. Le emozioni bruciano, non possono durare: per questo una storia d'amore è destinata a consumarsi. Anche le femmine più incantevoli, con il tempo, diventano noiose. Del resto, nemmeno il suo lavoro sarebbe stato per sempre. Filippo non era uno di quei legali che sognano di morire nel loro studio, con il capo chino sulle carte di un polveroso fascicolo.

Qualcuno ha scritto che bisogna morire giovani. Non nel senso di morire davvero, ma di smettere quando ti accorgi di aver raggiunto i confini del tuo talento e di aver esaurito la spinta dell'entusiasmo. Tutto quello che viene dopo è ripetizione. Cioè morte. A lui non sarebbe successo. Non sapeva ancora quando, ma presto avrebbe mollato le aule di tribunale per dedicarsi ad altro: viaggiare, studiare, leggere, sperimentare. Magari provare a scrivere. Non si può vivere respirando sempre il tanfo di sagrestia che intorbida le stanze del potere.

Lanciò un'occhiata all'orologio. Le sei e venticinque. Il telefono era muto. Non c'erano appuntamenti in agenda. Ebbe la tentazione di mollare tutto per una passeggiata a Campo de' Fiori. Voleva assaporare i colori e gli angoli della sua piazza. Ammirare il cielo misterioso verso cui si staglia la sagoma accigliata e ammonitrice di Giordano Bruno. La giustizia non avrebbe sofferto troppo se uno dei suoi trecentomila avvocati avesse disertato in un tardo pomeriggio d'estate.

Fu allora che squillò il telefono.

«Avvocato Santini, c'è una donna che desidera parlarle.» La voce dell'attempata segretaria tradiva l'imbarazzo. Maria era la sua ombra da vent'anni e sapeva che una visita senza appuntamento, specie se a fine giornata, era una delle cose che lo facevano diventare nero.

«Ma non c'è nulla in agenda» protestò Filippo con voce stizzita.

«La signora dice che è una questione urgente.»

«Una questione di vita o di morte» ironizzò lui.

«Ha usato proprio queste parole: "vita o morte". Come faceva a saperlo, avvocato?» provò a scherzare la sua fida collaboratrice.

«Ormai è un ritornello. Non ci sono più problemi, ma solo tragedie. E a noi avvocati toccano i miracoli.»

«Le fisso un appuntamento o la faccio entrare?»

«Mi dia solo un minuto» rispose lui, rassegnato.

Quasi nessuno ha mai un appuntamento con un avvocato penalista. La gente ne ha bisogno quando ha problemi urgenti. O ritiene di averli. Il che è lo stesso. Chi si sognerebbe di fare irruzione in uno studio odontoiatrico senza preavviso? L'avvocato, semmai, assomiglia più a un barista: è sempre a disposizione. E mentre non puoi sgattaiolare fuori dal bar senza aver messo mano al portafoglio, l'avvocato lo paghi solo se vuoi.

"Se vuoi campare, non puoi fare lo schizzinoso con chi si presenta nel tuo studio senza annunciarsi" si ripeté per la milionesima volta mentre a piccoli passi pensosi raggiungeva la porta che collegava la sua stanza all'anticamera. "Specie se sbarchi a malapena il lunario perché hai deciso di fare l'avvocato dei poveri e dei coglioni."

Gli tornò in mente Campo de' Fiori, e la luce della sera che lo aspettava.

Avrebbe liquidato l'intrusa e sarebbe scappato nel suo bar per una bella birra ghiacciata. Maria avrebbe accordato a quella possibile cliente e alla sua "questione di vita o di morte" un appuntamento per il giorno dopo: non esistono problemi che non possono aspettare ventiquattr'ore.

In quel preciso momento la maniglia girò, ma a muoverla non era stata la sua mano.

Filippo indietreggiò per non essere investito in piena faccia dal legno massiccio della porta. Gli apparve, come per incanto, una donna minuta, corti capelli biondi indiavolati, occhi azzurri nascosti da occhiali tondi con un'imponente montatura nera. Il volto pallido, senza un filo di trucco, era adesso a pochi centimetri dal suo. Labbra carnose e ben disegnate. Sentiva il respiro della donna, convulso e affannoso. Non era bella, era bellissima.

La segretaria, alle sue spalle, era mortificata, ma Filippo la rassicurò con un cenno del capo: i propositi bellicosi erano già un ricordo, sepolto dalla dolcezza di quegli occhi lucidi e dalla fragilità di quel viso delicato. Il profumo che emanava era un'istigazione a delinquere. Dopo un secondo di troppo, Santini si voltò e le fece cenno di seguirlo.

«Si accomodi, signora» ruppe finalmente il ghiaccio, in bilico tra curiosità e ammirazione.

«La ringrazio» annuì lei con una voce sottile, quasi impercettibile, mentre si accomodava sulla sedia di pelle nera dall'altro lato della scrivania. Il suo corpo era esile ma armonico. La gonna blu moriva poco sopra le ginocchia nude. Poggiò entrambi i gomiti sul tavolo e aggrovigliò le piccole mani. Un secondo di pausa, poi esordì con un tono flebile: «Sono imperdonabile, lo so. La disturbo senza un appuntamento. E, a mia giustificazione, non c'è neanche una vera urgenza. Il mio problema è lontano, dura da cinque anni. Cinque anni esatti. E da cinque anni, ogni giorno è uguale agli altri. Oggi è stato uguale a ieri. E domani sarà uguale a oggi». Portò le mani agli occhiali e li poggiò sulla scrivania.

Gli occhi celesti si mostrarono nudi all'avvocato Santini. Erano vicini, ma sembravano vicinissimi.

«Chi le ha fatto il mio nome, signora?»

«Nessuno!» rispose lei di getto, roteando lo sguardo, come alla ricerca di un pensiero lontano, difficile da afferrare. Continuò: «Camminavo senza una meta e mi sono imbattuta nella targa del suo studio. Il portone aperto mi è sembrato un segnale: sono entrata senza pensarci, spinta da non so quale istinto. Ma mi rendo conto solo ora di avere commesso un errore: me ne andrò subito, mi perdoni. Chiederò un appuntamento alla segretaria».

«Resti, la prego» la rincuorò lui, rapito dal mistero sprigionato da quel viso levigato e smagrito. Si domandò se la storia dell'incontro casuale, in strada, nel bel mezzo di una passeggiata, con il suo nome, fosse vera. Difficile. Un cliente catturato dalla targa? Un'assoluta rarità. La sua, poi, era particolarmente insignificante: AVVOCATO FILIPPO SANTINI, senza l'aggiunta di "penalista", una definizione che gli faceva discretamente schifo. Un avvocato è avvocato e basta, perché anche il diritto è uno solo e non si presta a scomposizioni. La specializzazione è una temibile malattia della modernità, quasi come l'inglese giuridico. Il diritto è una scienza antropologica che indaga sui misteri che si celano dentro ognuno di noi e non può essere diviso in branche, dal momento che l'anima dell'uomo è un universo compatto e impenetrabile. E la lingua di questo affascinante mondo è il latino di Gaio e Ulpiano, non l'inglese di qualche giudice da strapazzo della Corte Suprema di New York.

Ma in fondo, si disse Filippo, se anche quella donna mentiva, cosa importava? Contava solo lo smarrimento urlato da quel volto cesellato come una miniatura. Quali sofferenze si nascondevano nei giorni di quella misteriosa cliente? Filippo non riusciva nemmeno a darle un'età: era una donna con l'incanto di una bambina. I solchi delle occhiaie ne rendevano più preziosa e precaria la bellezza. Evidentemente, dormiva poco.

«Mi racconti tutto, signora...»

«De Santis. Sandra De Santis.»

«Signora De Santis, mi racconti tutto, prego.»

«Non c'è molto da raccontare» iniziò, prima di arrestarsi per un lungo secondo. Abbassò gli occhi verso il pavimento, poi riprese, con un filo di voce: «Sono morta da cinque anni».

Le parole volteggiarono a lungo in aria prima di depositarsi su di lui. L'avvocato non le sporcò con un commento.

«È successo il 22 luglio» riprese lei, fissando ora, in modo sfrontato, gli occhi dell'interlocutore. «Esattamente cinque anni fa, pochi minuti prima della mezzanotte. Era sabato. L'ultimo sabato della mia vita» aggiunse.

Un altro silenzio, infinito. Il ronzio del condizionatore lo metteva a disagio. Filippo giunse le mani, appoggiandole sulla scrivania. Si protese appena verso la visitatrice che ora, con scatto agile e sinuoso, si raccoglieva, quasi accartocciandosi. Le labbra erano scosse da un tremito. Si percepivano alcune leggere rughe sulla fronte e sulle tempie.

«È stato un attimo, un urto della moto contro una grossa auto che aveva invaso la corsia su viale Trastevere, all'altezza di piazza Mastai. Il pirata della strada è scappato come un razzo. I testimoni hanno parlato di una Range Rover, ma nessuno è riuscito a prendere il numero di targa. Da quel momento, mio marito, Alberto Martinelli, non muove più gambe e braccia. Lesione del midollo spinale. Tetraplegia di primo livello. Quadriplegia. Deve assumere famaci per sopportare il dolore che lo devasta e per evitare complicazioni letali. La sua malattia è progressiva. Prima o poi intaccherà anche i polmoni, e lui morirà soffocato.» La voce si era fatta flebile, senz'anima. «La testa di Alberto è lucida, ma il corpo è spento. È morto» sussurrò.

Filippo si tirò indietro. Era una storia terribile. Il destino e i suoi mille crocevia erano qualcosa a cui si ritrovava spesso a pensare. Eppure, nonostante l'istintiva solidarietà, non poteva fare a meno di chiedersi che cosa volesse da lui quella donna misteriosa. Che c'entrava la giustizia con il dramma della malattia e con i begli occhi malinconici di Sandra De Santis, signora Martinelli? Era roba da medici o questione di preti. Un dilemma etico e filosofico. Lui era solo un modesto penalista.

Se anche ci fosse stato in ballo il processo contro il conducente dell'auto pirata, sempre che qualcuno lo avesse identificato, cinque anni erano tanti. Troppi.

«Funzionano solo i muscoli della bocca, ma lui non vuole più baciarmi» precisò. «Dice che baciare una donna senza provare più desiderio è una tortura. Non essere più un vero uomo è una tortura.»

Quelle labbra meravigliose, si sorprese a pensare Filippo. Come si poteva rifiutarle? Solo la disperazione più profonda poteva giustificare la rinuncia a un regalo così grande. L'avvocato Santini era travolto dalle emozioni e dai pensieri. Cosa stava succedendo in quella stanza? Cosa sarebbe accaduto il giorno dopo?

«Cosa posso fare per lei, signora De Santis?» si risolse poi.

La donna indugiò. Infine le parole uscirono da sole, fredde e impersonali. Furono pronunciate con l'intonazione metallica che si riserva ai messaggi banali della quotidianità: «Mio marito vuole morire».

Le mani della donna scivolarono dal tavolo giù sul grembo. Si rimise gli occhiali. E aspettò.

8

Subito dopo aver aperto la porta, Sandra rabbrividì. Si toccò il viso. Era freddo. Freddo come la verità, come il futuro.

Di rado la stanchezza la anestetizzava, e allora le capitava di sentirsi in pace. Riusciva a non pensare. Ma erano attimi che evaporavano come un soffio maligno. Si ritrovava subito di fronte a una parete alta e scura, senza appigli. A quel punto desiderava solo la notte, e sdraiarsi a letto.

La notte, già. La notte era una buona notizia. Lui dormiva, e tornava la pace. Sandra si tirava il lenzuolo sopra la testa e aspettava di addormentarsi anche lei. In quei momenti era come morta.

Il giorno peggiore era la domenica: le campane della chiesa si mettevano a rintoccare con quel suono metallico che la tormentava. La sensazione che le dava il giorno di festa era sempre la stessa: pesante, malinconica, immobile, terribilmente falsa.

"Dio mio" si torturava, "Dio mio, com'è potuto succedere?"

Sfuggiva la gente. Era terrificante il modo in cui le persone la fissavano. Come facendole capire che sarebbero state capaci di guardarla bruciare viva e diventare cenere senza battere ciglio. Gli occhi che la scrutavano avevano uno sguardo cieco, come quello di un cane quando annusa qualcosa. E il mondo intero era un vile buco puzzolente.

Lentamente, lentamente aveva sentito montare dentro l'odio verso le persone felici che non dovevano convivere con la morte in casa. L'alcol e le preghiere non le davano alcuna consolazione. Detestava tutto. Detestava gli uomini e le donne che godevano della sua sfortuna e ridevano della sua disgrazia. Detestava Dio, che si divertiva a pilotare i destini delle sue creature con crudele indifferenza. Detestava anche le cose: nessun oggetto le procurava più piacere, tutto era diverso da prima, proprio come un riflesso allo specchio è diverso dalla realtà.

Amava e riveriva solo gli esseri umani che soffrivano. Erano suoi simili, legati a lei, per sempre, da quello strano orgoglio che viene dalla sopportazione di un peso indicibile.

Sandra sentiva di essere cambiata, nel profondo del suo essere: non era rimasto più nulla della bambina che ammirava i tramonti con gli occhi stupefatti e salvava i moscerini intrappolati nell'acqua della piscina.

Il dolore l'aveva resa adulta. «Sto portando un fardello più grave di quello che credevo avrei potuto sopportare» si era detta un giorno, a voce alta, «e tuttavia, sopravvivo. Ora sono veramente un membro adulto della società. Tutto quello che ho fatto prima era solo un tirocinio». Anche il parto, un gesto che al tempo le era sembrato eroico, sembrava ora un'allegra scampagnata di fronte al dolore sordo che rabbuiava ogni secondo delle sue giornate immobili.

9

Filippo non s'era mai occupato di eutanasia. Una parola vuota, che non aveva mai incontrato. Ora, però, doveva riempire di contenuto quel termine sfuggente per dare a una moglie angosciata la risposta che le aveva promesso.

Accese il computer e si immerse nella lettura. Aveva bisogno di capire l'essenza giuridica del dramma esistenziale che vive un uomo abbandonato dalla speranza.

Studiò a fondo i tre casi che avevano fatto scuola: Englaro, Welby e DJ Fabo.

Vicende molto diverse, ma accomunate da un dolore che non aveva niente di umano.

Eluana Englaro era una giovane donna vissuta per diciassette anni in coma vegetativo dopo un incidente stradale. Alla fine di una lunga battaglia, il padre aveva ottenuto una storica sentenza con cui la Cassazione aveva riconosciuto il diritto della paziente, tenuta in vita da macchinari, a ottenere la cessazione del trattamento salvifico. In quel caso, la Corte aveva attribuito il potere di scelta al padre, visto l'impedimento irreversibile del diretto interessato. Eluana era morta a seguito dell'interruzione della nutrizione e dell'idratazione indotte. La Chiesa aveva gridato all'omicidio di Stato, il primo dopo la guerra. La giurisprudenza aveva, invece, parlato di eutanasia passiva, visto che la morte non era stata prodotta dalla mano dell'uomo, ma dalla legge della natura.

Piergiorgio Welby era un uomo affetto da distrofia muscolare, morto il 20 dicembre 2006, sei giorni prima del suo sessantunesimo compleanno, a seguito del distacco del respiratore artificiale e previa somministrazione di sedativi.

Il Tribunale di Roma aveva in precedenza respinto la richiesta dei suoi legali di porre fine all'accanimento terapeutico, dichiarandola "inammissibile" per via del vuoto legislativo sulla materia. Secondo i giudici, il diritto di chiedere l'interruzione della respirazione assistita, previa somministrazione della sedazione terminale, era un "diritto non concretamente tutelato dall'ordinamento". L'anestesista che aveva somministrato i sedativi e staccato la spina era stato, però, assolto dall'accusa di omicidio del consenziente perché la macchina che aiutava a respirare Welby era sproporzionata e non faceva altro che prolungare l'agonia di una morte imminente. Un caso, anche questo, di eutanasia passiva in cui veniva, quindi, messa in rilievo la libertà di autodeterminazione del paziente, ossia il diritto strettamente sanitario di rifiutare cure non in sintonia con il suo sistema di valori e la sua personalissima concezione di vita.

DJ Fabo era un giovane, vivace e guascone, diventato cieco e tetraplegico a seguito di un incidente. Con il tempo, aveva trovato intollerabile e poco dignitoso il cambiamento radicale di abitudini e pensieri. La scelta di farla finita lo aveva portato in Svizzera per trovare, attraverso un'iniezione autosomministrata, la dolce morte che gli era stata rifiutato nel suo Paese.

Il suicidio assistito era avvenuto dopo una visita medica e psicologica che era servita a confermare la sua volontà di morire. *Un'eutanasia attiva*, anche se *indiretta*, perché l'atto materiale era stato compiuto dal suicida, e non da un terzo.

L'attivista radicale che lo aveva accompagnato in Svizzera era stato assolto dell'imputazione del reato di aiuto al suicidio grazie a una sentenza della Corte costituzionale che aveva dichiarato l'illegittimità dell'articolo 580 del Codice penale nella parte in cui punisce il sostegno al suicidio anche in casi di malattia irreversibile senza spazi di recupero che imponga la dipendenza da un trattamento di sostegno vitale.

Tre persone, tre vicende estreme, tre urli nella notte. Un groviglio inestricabile, in cui si mischiavano vita e morte, desiderio e dolore, paura e sofferenza, doveri e diritti, legge e natura, tempo ed eternità. Temi drammatici e percorsi da infinte sfumature.

Filippo si mise le mani sulla testa. Forse era troppo per un uomo banale come lui.

Era esausto. Il giorno aveva ceduto il passo alla notte, ma lui non se n'era accorto. S'accese un sigaro, come gli capitava quando era solo e pensoso.

Spense tutte le luci. Rifletteva su quelle vite, nel buio invaso dal fumo e rischiarato dalla fiamma del toscanello. Erano storie diverse, approdate in aule sorde e impotenti. Ma la giustizia può dare risposta a domande che interrogano l'uomo sul significato più recondito del suo essere?

Doveva parlarne con qualcuno. Scartò il padre, cattolico quasi integralista.

Era tempo di fare visita al suo vecchio maestro.

10

Sandra incollò gli occhi alla finestra chiusa. Il fiato allargava macchie di vapore sul vetro, che lei cancellava per osservare la strada. Non erano neanche le otto di sera, ma la via era quasi deserta. La città non esisteva più come luogo di vita. Solo case solitarie in cui gli individui si asserragliavano per difendersi dagli altri, bunker inaccessibili al fluire del tempo. Prigioni di cemento dove scontare pene inflitte da un giudice invisibile.

Un vecchio avanzava piano, appoggiato a un bastone, rasente al muro. Anche la sua ombra, presto, evaporò.

Sandra si voltò e tornò ad accomodarsi sulla sedia vicino al letto.

Era tutto pronto per la cena.

«Amore, stasera c'è il passato di ceci» sussurrò. «L'ha preparato tua madre, sei contento?»

Il marito non rispose, rivolgendo lo sguardo altrove. Quando Sandra gli avvicinò il cucchiaio, lui serrò la bocca. Era l'unico muscolo sopravvissuto alla distruzione del corpo. Gli permetteva di parlare e di mangiare senza l'ausilio di sintetizzatori vocali e di nutrizione artificiale. Almeno per ora. Questa volta, però, Alberto aveva deciso di usare quello strumento per opporsi silenziosamente al cibo.

«Vuoi bere, prima?» gli chiese dolcemente la moglie.

Sandra accarezzò il viso scheletrico del marito. Di quel

volto, un tempo combattivo e tenace, era rimasto solo un teschio rassegnato. Provò di nuovo a imboccarlo, ma incontrò ancora due labbra sigillate. Ebbe paura, il gelo l'attraversò con una morsa allo stomaco.

«Ma che succede?» chiese, spaventata.

«Non mangio più» rispose lui, calmo. Metallo nella voce.

«Che cosa vuol dire "non mangio più"?» Lei fingeva di non capire.

«Ho deciso di non mangiare e non bere più.» Ora era tutto chiaro. Terribilmente chiaro. «Mai più» precisò l'uomo.

Sandra lo fissò attonita: sentiva di avere vicino uno sconosciuto. Si mise le mani sulla testa e premette forte fino a farsi male. Era tutto così difficile. E lei era così fragile. Avrebbe voluto urlare, fino a diventare muta.

«Dopo lo sciopero della lingua, ora lo sciopero della fame. Bene, complimenti!»

«Non mangio più» ripeté ancora l'uomo, come un automa. «È un mio diritto, di uomo e di malato» aggiunse con un sibilo.

«Perché mi fai questo?» Nella voce rotta una rabbia disperata. «Ti sembra giusto trattarmi così? Mi merito questo?»

Alberto non rispose, nei lineamenti del marito Sandra scorse una feroce ostinazione. Si sollevò a fatica, camminò verso la cucina a passi lenti e svuotò i ceci nella pattumiera. Poi lavò il piatto e lo asciugò. Fece tutto lentamente. Aveva bisogno di tempo. Il cuore martellava. Si calmò e respirò piano.

Tornò da lui, gli accarezzò di nuovo il viso e passò sulla sua fronte una pezza bagnata. «Alberto, ci ho pensato a lungo. Ti capisco e sono disposta ad aiutarti, ma pensiamoci ancora. Troviamo il momento giusto e il modo giusto.»

Un lampo di tenerezza illuminò gli occhi feriti dell'uomo, ma fu solo un attimo. Poi tornò il buio. «Lasciami andare.»

Le lacrime scesero come rugiada sul viso di lei, da qualche tempo solcato da rughe precoci.

«Se mi ami, lasciami andare» disse ancora lui, pacato e fermo. «È giusto così. Lo sai anche tu!»

Alberto spalancò gli occhi, attese. Non successe niente.

Marito e moglie. Entrambi soli, abbandonati dal destino, vicini al cuore selvaggio della vita.

Il tempo scivolò senza commenti. Fra un istante e l'altro, fra il passato e il futuro, la vacuità di un intervallo. Il vuoto della distanza, il fondo degli avvenimenti, un'eco di eternità.

«Dovrai comunicare la decisione anche a tua figlia.» La voce di Sandra s'era fatta roca. «Se la chiamo subito, domani Francesca sarà seduta su questa sedia e proverà a farti mangiare. Vediamo se avrai il coraggio di chiudere la bocca anche a lei.»

L'uomo abbassò lo sguardo, una luce enigmatica sul volto. «Portami i ceci» sussurrò dopo qualche secondo.

11

Provò a concentrarsi. Inutile. Le storie raccontate dai fascicoli gli scivolavano tra le dita, senza lasciare traccia. Droghe, rapine, furti in abitazioni, tentati omicidi. Vicende senza peso. Tutto banale, futile.

Gli occhi di Sandra erano ancora davanti a lui, con la bellezza velata dalla disperazione. Quella sagoma che scivolava via sul marciapiede sotto la finestra lo ossessionava con la forza tenace dei sogni non esauditi. Qual era la cosa giusta da fare con quella donna? Quale l'impulso da ascoltare? Doveva comportarsi da avvocato o da uomo? L'avvocato gli ordinava di scappare via lontano dal mare di guai che lo stava per sommergere. L'uomo gli imponeva di ascoltare quel grido di dolore e di non chiudersi al fascino dell'avventura.

Il colloquio con l'avvocato Dell'Andro lo aveva, se possibile, destabilizzato ancora di più.

Il suo maestro lo aveva messo di fronte all'alternativa tra coscienza e legge: «Filippo, sei un avvocato, devi fare quello che il diritto ti impone e ti consente di fare. Evita le utopie e le rivoluzioni. Se puoi vincere la battaglia combatti, altrimenti rinuncia».

Già, coscienza e legge, il solito dilemma tra etica e diritto, tra la natura dell'uomo e l'artificio della politica. Ma, in quel caso, in quel particolarissimo caso, erano davvero cose così diverse? Quando si tratta del desiderio di morte di un sofferente, ci può essere una legge diversa dalla coscienza?

«Perché non ne parli con tuo padre?» gli aveva raccomandato Dell'Andro alla fine dell'incontro.

«Perché è mio padre.»

«Capisco, ma tu sai che è il migliore» aveva replicato il vecchio avvocato.

«Il problema forse è questo» aveva commentato Filippo.

«Già. Giovanni Santini ha sempre fatto sentire piccoli gli altri. Ma ora tu hai le spalle robuste.»

«Voglio il tuo parere, Antonio.»

«Come uomo o come avvocato?»

«Tutti e due» aveva risposto di getto Filippo.

«Te lo darò solo come avvocato. Sono il tuo maestro di Diritto, non posso insegnare la vita a nessuno.»

In quell'istante squillò il telefono. Filippo dette un'occhiata al display.

Sandra De Santis lo chiamava di continuo, in studio, al cellulare, ma lui fuggiva. La segretaria non sapeva più dove mettere la faccia quando le diceva che l'avvocato l'avrebbe richiamata subito.

Filippo sfuggiva. Sfuggiva a quella donna e alle sfide che lei gli poneva. Non poteva dirle ancora sì, ma non sapeva rispondere di no. Sfuggiva soprattutto a sé stesso, alle sue debolezze, alla scarsa saldezza della sua volontà.

Alla fine aveva evitato di rivolgersi al padre. I temi etici e filosofici che gli avrebbe rovesciato addosso erano immensi e lui era troppo piccolo per affrontarli. Immaginava la portata della sua disapprovazione, profonda e totale, e le parole che avrebbe usato per buttargliela addosso.

Dell'Andro gli aveva chiesto di approfondire, di capire, di andare fino in fondo. Era una storia troppo importante per affrontarla di petto, senza avere le idee chiare e gli occhi capaci di vedere lontano.

Ora, però, il tempo stava per scadere.

Parte seconda

IN BILICO

12

Dopo averla fatta accomodare, Filippo girò intorno alla scrivania per sedersi. Erano di nuovo uno di fronte all'altra, nello stesso luogo che aveva assistito al loro primo incontro, quattro mesi prima. Non era cambiato nulla da allora: gli stessi sguardi, le stesse paure, gli stessi incerti orizzonti.

«Scusi se l'ho fatta venire in studio di domenica» esordì lui, con una punta di imbarazzo nella voce, «ma ho pensato che fosse meglio parlare al riparo da orecchie indiscrete.»

Era passata l'estate, e l'autunno era sfociato nell'inverno, ma Filippo non aveva ancora dato una risposta alla supplica di quegli occhi inquieti.

«Ci sono novità?» lo incalzò lei.

«Ho studiato la questione a fondo... Nessun medico se la sentirà di iniettare il farmaco letale. Sarebbe omicidio del consenziente, uno scherzetto da sei a quindici anni. Roba da Corte d'assise, per intenderci. Siamo un Paese bigotto, intriso di ipocrisia, di moralismo, di formule vuote. La vita è un bene sacro, che non appartiene a noi ma a Dio Creatore: nessun consenso e nessuna sofferenza ti autorizzano a uccidere un uomo. Un tabù: prima o poi cadrà, ma per ora è ancora solido.»

«Gli farò io l'iniezione, allora» reagì lei d'impulso. «Non mi importa di andare in galera: non sarà una prigione più crudele di quella che vivo ogni giorno. O almeno aiuterò mio marito a darsi la morte: può ancora premere lui quel maledetto pulsante con la bocca. Devo solo trovare il farmaco giusto e capire come procedere. A questo punto, non ho più paura di nulla.»

«Nessuna struttura sanitaria le darà il farmaco: suo marito non è attaccato a una macchina. La legge consente l'aiuto al suicidio solo se il malato dipende da trattamenti di sostegno vitale. Chi, per intenderci, respira, palpita, mangia o beve solo grazie a un apparecchio che lo sostituisce nelle funzioni della vita. Chi, scusi la brutalità, ha bisogno di un surrogato tecnico dei suoi organi difettosi.»

«Ma lui non può fare niente da solo. Dipende dagli altri per ogni atto quotidiano. Mangiare, bere, espletare i bisogni corporali. Non è la stessa cosa dipendere da una macchina o da un uomo? Non è vita in entrambi i casi.»

«Un grande professore e avvocato, Francesco Carnelutti, ha scritto che il diritto non è formula, ma vita: non una regola che disciplina la vita umana, ma la vita umana riassunta dalle regole.»

«E allora?» lo braccò lei.

«Il nostro problema è il tempo, non la legge. Possiamo chiedere alla Regione e alla ASL, forse anche al ministero della Salute, il farmaco e l'autorizzazione all'iniezione. Possiamo trascinare la politica davanti alla giustizia se non ci daranno quello che chiediamo. Ma ci vorranno mesi, forse anni, se ci sarà bisogno di ricorrere alla Corte costituzionale per scassare tutto. Potremmo anche vincere, ma solo dopo una battaglia lunga e dolorosa. Ve la sentite di aspettare tanto? Oppure...»

«Oppure?»

«Oppure vedremo. Abbia fiducia in me» rispose sibillino. Un'idea si stava impadronendo del suo cervello. Aveva iniziato a strisciare subdola, e presto avrebbe messo radici robuste e profonde. Era complicata da attuare, ancora nebulosa, ma forse l'unica veramente praticabile.

«Io non posso aspettare. Mio marito vuole morire... e io voglio vivere» ribatté la donna, mentre le lacrime solcavano le guance bianche e lisce, il volto mortificato rivolto verso il pavimento.

Sandra avvertì un soffio intorno a sé e seppe che l'ombra di Filippo le si stava avvicinando. Poi sentì il peso della mano sulla sua spalla.

Era sera ormai, e in studio non c'era più nessuno. Il giorno dopo l'aspettava un nuovo processo. Doveva studiare le ultime carte, per capire quale fosse il punto debole dell'accusa. Prima, però, c'era una telefonata da fare. Non poteva più rimandarla. Era tardi, ma forse avrebbe trovato ancora qualcuno. Dopo un paio di tentativi a vuoto, una voce femminile, fredda e professionale, gli rispose: «Associazione Dignitas, come posso essere utile?».

Filippo ebbe la tentazione di riattaccare, ma si fece coraggio e, dopo un respiro profondo, disse: «Sono l'avvocato Filippo Santini, da Roma. Avrei bisogno di alcune informazioni».

13

Era una mattina tersa di fine gennaio. C'era vento, il sole stentava a farsi strada, ma a Roma non è mai davvero inverno. Parcheggiò proprio di fronte al civico 111 di via Appio Claudio. I suoi occhi furono rapiti dal profilo delle rovine romane che si stagliavano sull'orizzonte tremulo. La bellezza dello spettacolo non la rincuorò: l'ansia la corrodeva come un acido. Forse stava per commettere l'errore più grande della sua vita. O forse ciò che aveva in mente era la cosa migliore da fare.

La palazzina aveva le pareti scrostate, tra il bianco e il grigio. Il portone era aperto. Sandra entrò senza citofonare.

Lui la stava aspettando sulla porta del suo studio al secondo piano. Dentro era quasi buio; le finestre erano chiuse e la lampada sulla scrivania irradiava una luce fioca.

Era un uomo corpulento. La testa grossa, quasi senza collo. I capelli bianchi, che gli coprivano parte delle orecchie, lasciavano scoperte una fronte rosea solcata da rughe e l'intera sommità del cranio. I lineamenti erano pesanti, la bocca spessa e larga, la mascella vigorosa.

La fece accomodare, e si accasciò a sua volta nella poltrona nera di pelle. Sulla scrivania erano disposte quattro confezioni di medicinali. Le squadrò con gli occhi, poi si rivolse alla sua visitatrice per illustrarle meticolosamente come usare quei farmaci. Due potenti anestetici per far piombare il corpo in un sonno profondo; un antiemetico per evitare il vomito; infine, l'iniezione letale di un elisir di pentobarbital per rallentare e, poi, fermare per sempre il cuore. Una morte dolce, senza la barbarie dell'attesa, lontana dalla crudeltà dell'agonia. Meno di mezz'ora.

«Diventerai un'assassina, lo sai?» sibilò.

«Lo so» annuì lei con voce roca.

«Io ti aiuto perché ti voglio bene». L'uomo era stato il padrino di battesimo di Sandra oltre che collega e testimone di nozze del suo papà. «Chissà cosa ne penserebbe tuo padre di quello che stiamo facendo. Meglio non pensarci. In ogni caso, non è stato facile reperire queste medicine...»

«Grazie, Nicola» mormorò lei. «Se non ci fossi tu, sarei perduta. E papà sarebbe d'accordo, era un uomo dal cuore grande.»

«Zitta, non devi ringraziarmi. Per me sei la figlia che non ho mai avuto. Proprio per questo però...» Indugiò. «Proprio per questo voglio provare di nuovo a dissuaderti.» Nel timbro della voce l'inconfondibile dolcezza dell'affetto paterno. «Sei credente, come tuo padre. Da adolescente, ogni domenica, Luigi andava a messa o in parrocchia mentre noi compagni di scuola giocavamo a pallone per strada. Tu sei cresciuta all'ombra del suo esempio: come puoi violare il quinto comandamento? Ti ricordi le lezioni di catechismo?»

Sandra chiuse gli occhi e, ispirata, fece fluire i ricordi. Il manualetto del catechismo era sotto i suoi occhi, poteva leggerne alla perfezione le parole.

"La vita umana è sacra perché, fin dal suo inizio, comporta l'azione creatrice di Dio e rimane per sempre in una relazione speciale con il Creatore, suo unico fine. Solo Dio è il Signore della vita dal suo inizio alla sua fine: nessuno, in nessuna circostanza, può rivendicare a sé il diritto di distruggere direttamente un essere umano innocente."

«E allora?» l'incalzò lui.

«Allora, sono solo bugie» sbottò Sandra. «Tutte bugie! Se Dio fosse il Signore della vita, dovrebbe essere buono con i suoi figli. Invece si diverte a giocare con noi come il gatto con il topo. E ci infligge sofferenze per il solo gusto di godere della nostra miseria. I nostri appelli restano inascoltati perché il nostro Creatore non ci ascolta. Ho implorato aiuto ogni giorno, in questi anni, ma lui s'è sempre girato dall'altra parte.»

«Credi che Dio sia responsabile di ogni sofferenza?»

«So solo che è talmente imperfetto che persino l'ultima delle sue creature lo supera in bontà. Ci fanno credere che Dio è misericordia e generosità infinite, principio ed essenza di tutte le cose, o non so che altro ancora, ma a giudicare da come si comporta ha il cuore di un pescecane.» Si fermò qualche secondo, prima di concludere la sua invettiva: «Io non voglio essere cattiva come Dio. Mio padre mi ha insegnato a essere buona. Ecco perché devo liberare mio marito dal calvario che lo incatena a questo mondo».

«Non credi più in Dio?»

«No, io credo, anche se mi piacerebbe non credere più: Dio esiste, ma sarebbe mille volte meglio che non esistesse. Credo in Dio, ma in un Dio cattivo che emana sentenze malvagie nei confronti delle creature deboli alle quali ha dato la vita. Un Dio che punisce e tace. Persino un assassino, a volte, spiega perché ha colpito la sua vittima, ma Lui colpisce e non parla mai.»

Il dottor Falagario rimase in silenzio, impietrito dalle parole di quella donna minuta e gigantesca insieme.

«Hai sofferto troppo. Ti capisco. Anch'io parlerei così, se fossi al posto tuo. Però...» e lasciò la frase in sospeso. Cercava le parole e la forza di pronunciarle. «Però, se proprio avete deciso, lascia che lo uccida io tuo marito. Ho ottantadue anni e niente da perdere. Tu, invece, sei giovane, hai una figlia da proteggere, un futuro lunghissimo da scoprire insieme a lei. Non ti puoi permettere una condanna per omicidio. E neanche lo scrupolo di avere ucciso il padre di tua figlia.»

Sandra allungò la mano destra fino a toccargli la guancia ruvida e avvizzita. L'accarezzò a lungo, con il palmo e con il dorso. «Grazie, Nicola, ma non posso accettare. Se la legge ci costringe a commettere un omicidio, l'assassina devo essere io. Alberto è mio marito. È a me che lo ha chiesto, devo essere io a liberarlo.»

«Andrai in galera!»

«Forse è giusto così.»

14

Il presidente della Corte dette la parola all'avvocato Santini. Francesco Garri era un magistrato anziano e autorevole, con i capelli immacolati e i vispi occhi indagatori.

«Il mio assistito è innocente. La requisitoria dell'accusa ha confermato questa mia convinzione.» Filippo lanciò un'occhiata di sfida al pubblico ministero, che lo ripagò scuotendo il capo. Erano le ultime battute di un processo per omicidio: un uomo accusato di aver ucciso una ragazza che rifiutava di prostituirsi. Una brutta storia. Una storia di povertà, ignoranza e desolazione. La vita di una quindicenne annientata da due mani che avevano dato fuoco al suo corpo da bambina.

Tutto era contro l'imputato Vito Cascella, un cinquantenne calvo con i baffi neri e la pelle bruciata dal sole. Era soprannominato "il barilotto" per via del fisico tozzo e rotondo.

Tutti i testimoni avevano riferito che Cascella era da tempo il protettore delle due sorelle maggiorenni della vittima, che venivano da una famiglia disgraziata della periferia romana. Il miserabile stava cercando di traviare anche la piccola Elisabetta Amoroso. Discorsi, promesse, denaro. Non erano mancate le minacce e uno schiaffone con tanto di occhio livido. Ma la ragazzina, con la forza di un'eroina solitaria, aveva resistito. «La morte, preferisco la morte: uccidimi, non ho paura» aveva gridato più volte in un tardo pomeriggio di metà novembre. Elisabetta era stata trovata in casa, agonizzante, da una delle sorelle, bruciata viva dal proprio aguzzino dopo essere stata ripetutamente violentata. Aveva cercato rifugio nella vasca da bagno, ma l'ennesima bolletta non pagata e il taglio dell'allaccio dell'acqua, avvenuto poche ore prima, l'avevano condannata a morte.

I sospetti degli inquirenti, caduti fin da subito su Vito Cascella, avevano trovato una tragica conferma nelle dichiarazioni rese dalla moribonda al sostituto procuratore Federica Stelli e al commissario Angelo Madeo. Poco prima di abbandonare la vita, con una voce ridotta a un rantolo, Elisabetta aveva trovato la forza di raccontare i suoi ultimi minuti: l'uomo era piombato in casa con le chiavi in suo possesso, le aveva ordinato ancora di vendersi, e di fronte all'ennesimo rifiuto aveva perso il controllo. Quindi il film dell'orrore: la violenza animalesca, le botte in faccia, un pugno terribile sul naso, il dolore lancinante e il sangue dappertutto. Poi, la penetrazione bestiale, il fuoco acceso con un fiammifero sul corpo cosparso di alcol, infine la corsa disperata in bagno, la beffa della doccia senz'acqua, l'ombra improvvisa della morte.

La stessa dottoressa Stelli aveva preso la mano della piccola e s'era commossa di fronte a quegli occhi ancora ostinati. Le accuse della povera Elisabetta erano state confermate dalle testimonianze e dalle perizie. Insomma, il mosaico accusatorio era un organismo solido, difficile da disarticolare.

Filippo si schiarì la voce e iniziò ad argomentare. La tesi del pubblico ministero era molto più debole di quanto non sembrasse, bisognava spiegarlo ai giurati, con parole chiare e semplici.

«Avete forse sentito parlare di prove? La requisitoria della mia valorosa avversaria è stata lunga, avvincente, appassionata. Troppo lunga. Troppo avvincente. Troppo appassionata. L'impressione è che la dottoressa Stelli abbia dato fondo a tutta la retorica di cui la sappiamo capace proprio per sopperire all'assenza di prove. Ma in quest'aula servono prove inequivocabili, stringenti, decisive. Il pubblico ministero di prove inequivocabili, stringenti e decisive non ne ha portate.» Filippo alzò la voce: «Neanche una». Si bloccò, per imprimere alla sua affermazione una forza particolare.

«Illustre presidente» riprese, «abbiamo ascoltato tante osservazioni sul degrado, sulla prostituzione, sullo squallore, sulla lotta di una ragazzina contro la povertà e la solitudine, contro i silenzi e l'indifferenza. Parole commoventi, emozionanti, lo so, lo ammetto. Ma, ripeto, avete sentito parlare di prove? Prove, non congetture. Prove, non illazioni. Prove, non convinzioni. Prove, non pettegolezzi. Prove concrete, solide, effettive. Prove specifiche, prove dei fatti, anzi dell'unico fatto di cui dobbiamo parlare in quest'aula solenne in cui si celebra il sacro rito della giustizia. E l'unico fatto è il terribile omicidio consumato ai danni della disgraziatissima Elisabetta Amoroso. Non bastano, non servono, non ci interessano le prove della personalità immorale e abietta del mio assistito. Mettiamo pure che Vito Cascella sia un protettore di prostitute. Mettiamo pure che sia un cercatore di prostitute. Mettiamo pure che egli usi le maniere forti per far rigare dritto le sue donne che battono in strada e per convincere quelle che non ci vogliono andare. Vi voglio concedere queste ipotesi, tutte: l'imputato è un uomo disgustoso.»

Lo sguardo di Filippo scivolò su Cascella, che ricambiò con un'occhiata interrogativa.

Un leggero brusio si levò tra il pubblico che gremiva l'aula, assiepato al di là delle transenne.

«Se pure tutto questo fosse vero, non potreste lo stesso condannare il mio assistito. Il nostro è uno Stato di diritto, è lo Stato di diritto più antico del mondo, lo Stato che, nel lontano 450 avanti Cristo, ha partorito la legge civile più importante della storia: la legge delle XII tavole, che tutelava i plebei dai patrizi, cioè gli esseri umani senza diritti dall'arroganza dei potenti. E, in uno Stato di diritto degno di questo nome, non si giudica il reo, ma il reato. Dobbiamo rifuggire le sirene del diritto penale d'autore e valutare i fatti reali nella loro crudezza eloquente, nella loro schietta oggettività. Ora, sappiamo bene, lo sappiamo tutti, lo sa anche il valorosissimo pubblico ministero, che non c'è neanche una prova degna di questo nome contro il mio cliente. Nessun testimone ha notato il Cascella entrare o uscire da quel portone di Tor Pagnotta. Eppure erano le sei del pomeriggio, e lui era noto a tutti nel quartiere e, ancor più, in quel palazzo. La moglie e i familiari hanno dichiarato di aver passato insieme a lui l'intero pomeriggio, a casa del cognato, in una zona di Roma lontana più di dieci chilometri dal teatro dell'omicidio. La dottoressa Stelli bolla queste testimonianze come faziose e inaffidabili. Eppure sono dichiarazioni chiare, circostanziate e univoche, rese da cittadini onesti, lavoratori e incensurati. Nessun credito può essere concesso, poi, alle testimonianze delle amiche di Elisabetta, che indugiano sulle minacce rivolte dal Cascella alla vittima. Sono accuse inattendibili per tre ragioni. La prima: non sono di prima mano, ma *de relato*, alimentate dalle confidenze di Elisabetta, non da una percezione diretta. La seconda: sono state rilasciate dopo le strazianti dichiarazioni della vittima e dopo la notizia della morte di quest'ultima, in un clima di sdegno e commozione che spiega le dilatazioni emotive della realtà secondo l'effetto moltiplicatore ben conosciuto dai giudici togati. La terza: non hanno per oggetto l'omicidio, ma minacce verbali e un unico ceffone. Condotte incommensurabilmente lontane dalla violenza atroce con cui dobbiamo oggi confrontarci. Cascella ha riportato tre condanne per favoreggiamento e sfruttamento della prostituzione, ma non è mai stato condannato, e neanche denunciato, per violenze, maltrattamenti o lesioni. È un "professionista", concedetemi l'espressione. Perché avrebbe dovuto uccidere quella che poteva diventare, concedetemi di nuovo l'espressione ancora più ripugnante, "una gallina dalle uova d'oro?".»

Ancora brusio dal pubblico, questa volta più deciso. Un grido dalla sorella di Elisabetta, vestita di nero, che agitava le braccia verso l'uomo in gabbia: «Assassino, sei una bestia! Devi morire anche tu. Bestia!».

«Silenzio o faccio sgomberare l'aula!» sbottò il presidente. «Avvocato, la invito a un linguaggio più appropriato e, soprattutto, più rispettoso.»

«Chiedo scusa, signor presidente. Le abbiamo sentite anche in quest'aula le parole di Elisabetta Amoroso. Le ho ascoltate anch'io, con queste orecchie. Mi hanno emozionato. Mi hanno indignato. Mi hanno straziato. Mi hanno fatto male, immensamente male. Ma non mi hanno convinto! Non possono essere convincenti le parole di una meravigliosa creatura divorata delle fiamme, che, dopo giorni di totale incoscienza, esce per poche decine di minuti dal coma. Gli studi di medicina legale ci insegnano che un trauma acuto come quello subito dalla povera Elisabetta scatena uno squilibrio psicofisico tale da alterare le percezioni, dirottare le associazioni di idee e deformare i giudizi. Ve l'ha spiegato, con grande chiarezza, anche il nostro consulente tecnico di parte, una vera autorità internazionale in questo campo. Una persona sospesa tra la vita e la morte sovrappone visioni, ricordi e sogni, senza discernere la realtà dall'immaginazione. Il bianco e il nero sono uguali, facce fungibili di una medaglia forgiata dal pregiudizio. Non voglio dire che la ragazza abbia voluto incolpare un innocente per vendicarsi dei soprusi subiti da lei e dalle sue sorelle. Non voglio e non posso giudicare l'essere umano più innocente tra tutti noi. Dico solo che lei ha accusato Vito Cascella perché, nella sua memoria intorpidita, aveva fluttuato, in quei minuti, un'immagine maschile che combaciava con il viso dell'imputato. Il suo era un ricordo immaginario. Il delirio di una giovane vita vicina alla morte, sprofondata in una dimensione lontana in cui non c'era più spazio per il ragionamento e per la critica.» L'avvocato Santini si fermò per un attimo e abbracciò con lo sguardo gli otto giurati.

«La pubblica accusa cerca di commuoverci perché è a corto di fatti. Ma, in uno Stato democratico, nessuno può essere condannato per la sua personalità, per quanto ignobile e infima essa possa essere. Non possiamo cedere alle emozioni accese dalla voce labile di una ragazza strappata troppo presto alle sorprese del futuro. Elisabetta reclama giustizia, non vendetta. E la giustizia vi impone di assolvere il mio cliente e di restituirlo all'abbraccio della famiglia. Signori giurati, vi prego: fate il vostro dovere!»

Filippo sentì vibrare il cellulare nella tasca. In un primo momento lo ignorò: per un avvocato penalista l'arringa in assise è un momento sacro, più di una messa in Vaticano. Eppure un impulso misterioso gli imponeva di leggerlo, e subito. Come se un destino dipendesse dalla velocità con cui i suoi occhi si sarebbero impadroniti di quell'appello.

Decise di cedere all'istinto. Doveva però imbastire la strategia per giustificare una ragionevole uscita di scena. Non era semplice, tutti avevano gli occhi su di lui.

Mise in scena la sequenza con la teatralità di un attore consumato. Alcuni colpi di tosse, ripetuti e stizziti. Un sorso d'acqua dal bicchiere sul banco della difesa. Quindi il fazzoletto per asciugare, platealmente, il sudore della fronte. Infine, la voce roca della sofferenza: «Presidente, non mi sento bene. Ho bisogno di una pausa».

Nel silenzio attonito del pubblico il dottor Garri rinviò l'udienza al giorno dopo. Sul suo viso era dipinta una sincera sollecitudine. Anche il pubblico ministero, donna dura e implacabile, mostrò nello sguardo sorpreso un barlume di umanità.

Filippo sgattaiolò nel bagno accanto all'aula, senza neanche togliersi la toga. Dopo un attimo i suoi occhi febbrili erano incollati allo schermo luminoso.

Caro Filippo, grazie per il tempo che mi ha dedicato. È stato bello incontrarla. Ma è tardi. È troppo tardi.

Filippo rilesse il messaggio due volte. Che strano. Diceva e non diceva: comunicava, ma, soprattutto, nascondeva.

«Tardi per cosa?» si chiese.

Gli tornò in mente una frase che gli era sempre piaciuta, non si sapeva di chi fosse e, proprio per questo, apparteneva a tutti: *Justice delayed is justice denied*: "La giustizia ritardata è giustizia negata". Quando sono in ballo la carne e il sangue degli esseri umani, la giustizia che arriva tardi non è più giustizia. Era la tipica frase con cui gli amici non avvocati lo punzecchiavano nelle occasioni più svariate. «Ma qual è l'alternativa alla magistratura?» rispondeva lui, serio. «La guerra civile? L'inerzia? La rassegnazione? O l'azione? E quale azione?»

"Troppo tardi" scriveva Sandra.

Per un istante pensò che fosse il messaggio di una suicida, e il ghiaccio gli si depositò sulla schiena. Ma subito si rassicurò: nonostante il suo dramma, lei non era il tipo da togliersi la vita.

In quel momento capì; il ghiaccio, questa volta, gli morse lo stomaco.

15

«Ti amo» e gli accarezzò la guancia. «Sarai di nuovo felice, finalmente.»

«Grazie» biascicò lui. «Bacia Francesca. Dille che sarà sempre il mio tesoro» aggiunse con uno sforzo ulteriore. La voce era metallo addolcito dall'amore. «Vi amo!» Le lacrime solcarono il viso affilato. Fissò la moglie un'ultima volta e, nei suoi occhi appannati, passò una luce di riconoscenza e di tenerezza. Serrò le palpebre. «Addio» sussurrò con un sibilo lontano, mettendosi in attesa di quella fine che aveva così a lungo agognato e che ora, però, lo ghermiva con il suo volto senza nome. Era tutto mescolato insieme: vita, morte, fedeltà sconfinata e amore.

Sandra si fece forza per non cedere all'emozione.

Il cellulare squillò, con l'invadenza degli ospiti indesiderati. Le sembrò che avesse il tono di un ordine, ma lo ignorò lo stesso. Ignorò anche i successivi appelli lanciati dall'apparecchio. All'ennesimo squillo, Sandra lo impostò in modalità silenziosa, senza neanche controllare chi la stesse cercando.

Si portò le mani sulla testa e premette forte. Pulsava come un tamburo imbizzarrito. Poi indirizzò lo sguardo verso il tavolino, dove era tutto disposto in ordine su una bacinella: quattro siringhe, batuffoli di ovatta, acqua ossigenata e cerotti. Nell'aria odore d'ospedale.

Alberto respirava piano e aveva gli occhi chiusi: il volto della morte.

16

Doveva precipitarsi da lei, sperando che non fosse troppo tardi.

Cinque minuti dopo, la Mini di Filippo schizzava via dal parcheggio di piazzale Clodio. Per arrivare a via Ozanam avrebbe impiegato almeno quaranta minuti, con il traffico di fine mattinata. Troppi. Bisognava tentare, però. Doveva ingoiare la strada, senza curarsi di divieti e semafori. Ogni secondo, ogni attimo sarebbe stato prezioso.

La fortuna lo aiutò perché la città era anestetizzata da uno strano torpore. Poche auto in giro, neanche l'ombra dei vigili, la luce dei semafori sempre verde. Qualcuno stava stendendo un tappeto rosso sotto la sua intenzione di salvare una vita, anzi due.

Sentì le forze moltiplicarsi. Con il piede incollato sull'acceleratore, percorse la circonvallazione Clodia e poi quella Trionfale, prima di sfociare in una sonnolenta piazza Pio IX e imboccare come un proiettile l'Olimpica che taglia Villa Pamphilj. L'ennesimo semaforo amico gli regalò l'ultimo lasciapassare.

Parcheggiò in doppia fila e s'affrettò verso l'ingresso del portone, percorso da un misto di terrore e fiducia. I secondi, a questo punto, diventarono secoli.

Ecco il citofono. Non trovava però il cognome. Forse era

successo qualcosa, o l'ansia gli annebbiava la vista. S'impose di restare calmo: non poteva perdere tutto per un momento di stanchezza. Poi si rese conto dell'errore. Come uno stupido, stava cercando "De Santis", il cognome di Sandra. Si stropicciò gli occhi e respirò. Scrutò con più attenzione. Ecco, finalmente, la targhetta: MARTINELLI-DE SANTIS.

17

Era il momento.

Sandra afferrò la prima siringa: l'anestetico avrebbe trasportato il marito in un luogo dove non c'era più sofferenza. Finalmente pace, e bellezza. Il primo giorno felice dopo cinque anni e mezzo di giorni atroci.

Infilò l'ago nella vena del polso destro e premette con decisione fino a prosciugare la carica. Un movimento secco ed energico. Passò alla seconda siringa, quella con l'anestetico più potente. Il cocktail dei due farmaci avrebbe protetto il sonno dalla sofferenza e dalla consapevolezza. Anche la seconda operazione fu istantanea. Ormai era un'infermiera perfetta, forgiata da una terribile palestra quotidiana, dallo scorrere di un tempo sospeso in cui non c'era più differenza tra sonno e veglia, tra giorno e notte, tra passato e futuro. Un presente popolato solo da farmaci, pillole, flebo e medicazioni. Una casa in cui non c'era più spazio per persone e sentimenti, ma solo per medici e pazienti.

Afferrò la terza siringa, quella con l'antiemetico, e iniettò il liquido nella vena martoriata.

18

"Ma allora non si muore da soli" pensò Alberto.

Abbandonato il corpo, si trovava in un'esistenza senza tempo. Non c'erano neanche le distanze. Lo aspettavano tutte le persone amate che erano morte prima di lui e che, da allora, erano in attesa di quell'incontro.

Ecco il padre, per cui era rimasto il figlio bambino. Il suo amore per lui era ancora incondizionato, guidato da un'entità spirituale e potenziato dall'eternità.

C'erano i nonni, dolci testimoni della sua infanzia: lo guardavano con la stessa dolcezza pura di quarant'anni prima.

E c'era Guido, il suo migliore amico, il compagno d'università che a vent'anni s'era suicidato per una ragazza. Ma allora c'è posto in Paradiso per chi si toglie la vita. E pensare che la curia gli aveva negato il funerale in chiesa. Quanti pregiudizi, quante meschinità ora smascherate dalla potenza della bellezza universale. Quando la materia li lascia liberi, gli uomini sono perfetti e puri.

Non c'era più sofferenza.

Alberto camminava, correva, volava. Era di nuovo in grado di fare tutto. Aveva voglia di gridare la sua felicità al mondo intero.

L'incidente in moto non c'era mai stato. Ed erano stati cancellati anche i cinque anni di strazio. La sedia a rotelle, le medicine, le flebo, i lunghi giorni senza senso erano scomparsi per sempre. Un ricordo fioco, senza forza. Non era mai stato così felice. Gli dispiaceva solo non potere abbracciare Sandra e Francesca per dire loro quanto le amasse. Ma non importava, ormai sapeva che l'avrebbe fatto, che le avrebbe aspettate per sempre in un istante lucente senza tempo. Sapeva anche che il suo amore per loro si sarebbe moltiplicato, fino a diventare assoluto.

Allora è vero che Dio è amore incondizionato e che la vita è sempre bella, sempre meravigliosa.

La morte stessa è vita, è il momento più autentico, l'esperienza più vera. È bellezza, estasi.

La morte non esiste.

19

Suonò il citofono. Un secondo squillo, ancora più perentorio. Quindi il rumore diventò continuo: un dito s'era incollato al pulsante. Chissà quale urgenza lo muoveva. Qualcuno aveva bisogno di parlare con lei, subito. Una voce le imponeva di andare avanti.

Il citofono, all'improvviso, si ammutolì. Il cuore le stava battendo forte. Restava il pentobarbital assassino. Serviva una quantità superiore di quattro volte alla dose letale di tre grammi. Il sonno sarebbe diventato ancora più profondo. La morte sarebbe arrivata dopo mezz'ora. Dodici grammi. Sollevò la siringa per scorgerne il contenuto. Un respiro lungo. Premette sul pistone fino a quando il liquido di un giallo torbido non scorse lungo le tacche di misura del cilindro per zampillare dall'ago.

L'arma dell'omicidio era carica.

Si avvicinò al braccio e infilò l'ago nella vena con una precisione che la sorprese. Si fermò a sentire i respiri del marito. Voleva imprimerseli nell'anima e conservarli per sempre dentro di sé.

Rifiatò, mentre chiudeva gli occhi. Pochi secondi di buio e di nulla. Li riaprì. Era pronta.

Il pollice della mano destra iniziò ad affondare sul pistone diventato mortale. Pochi secondi, e sarebbe finito tutto.

Chiuse gli occhi ancora una volta. Preferiva non vedere la sua mano che toglieva la vita al padre di sua figlia.

Ora era tutto buio. Forse sognava. In lontananza una luce timida. Ogni tensione era svanita, ed era subentrata una pace che non aveva mai conosciuto. Si sentiva come qualcuno che ha indagato e riflettuto a lungo e, di colpo, ha trovato la risposta, e a quel punto tutto diventa chiaro all'improvviso. Le apparve l'immagine di bambina, la mano stretta da quella della madre. Le diceva: "Sii una brava bambina e, soprattutto, studia". Una piccola risata echeggiò in lontananza, per poi disperdersi a poco a poco, in una lunga eco: il sorriso pulito di Giulia, la sorella più piccola, con i capelli lisci folti e gli occhioni scuri coperti da un enorme lecca-lecca. Poi il giorno del matrimonio: erano bellissimi ed emozionati tutti e due davanti all'altare. Radiosi, il futuro negli occhi desiderosi di sorprese. Quindi l'istantanea di Francesca, piccola come un batuffolo, che piangeva disperata subito dopo la nascita. Sandra sognava, e nel sogno una musica dolce la trasportava. Tutto era capovolto. Era allo stesso tempo in posti e momenti diversi: la sua intera vita si raggrumava in una entità densa e compatta.

Ripensò alla morte del padre. Vi erano molte nubi quel giorno e il vento soffiava attraverso gli alberi verdi che costellavano le lapidi bianche. Proprio quando avevano cominciato a calare la bara nella terra, una farfalla di rara bellezza si era posata sopra la superficie lucida, proprio al centro, all'altezza del cuore. Lei non si era mossa fino a quando la bara non aveva toccato il fondo con un rumore sordo. A quel punto il sole era comparso abbagliante e la farfalla, uscita da quel buco nella terra, aveva puntato dritto verso il cielo. I suoi occhi di ragazza non le avevano consentito allora di afferrare il significato di quell'evento; lo aveva capito solo molto tempo dopo. Le grandi ali che si libravano verso la libertà e il leggero palpito del loro movimento erano la vita che nasce dalla morte. Il cuore del padre era diventato una farfalla in viaggio verso il Paradiso.

A quel punto del sogno avvertì rumori strani, sinistri: una chiave che apriva la porta, passi veloci che calpestavano il pavimento, una voce concitata sempre più vicina. Un grido. E una mano forte che afferrava la sua e la staccava con decisione dalla siringa.

In quell'istante aprì gli occhi.

20

«Perché l'hai fatto?» lo rimproverò lei.

«Non ne avevi il diritto» protestò Sandra, con voce roca e bassa.

Intravide il portiere. In fondo, sulla porta. Ecco come aveva fatto a entrare quel bastardo di Filippo: non s'era arreso al citofono muto e s'era fatto aprire dal custode con il doppione per le emergenze. D'un tratto, l'uomo scivolò via, lasciando soli la mancata assassina e l'inatteso salvatore.

Per qualche secondo nessuno fiatò: lui impalato in piedi, lo sguardo perso nel vuoto; lei seduta al capezzale del marito, la testa china, chiusa dalle mani strette che formavano una tenace conchiglia.

Poi Filippo afferrò una sedia e si sedette al fianco di Sandra. Le asciugò con la mano una lacrima solitaria dal viso che s'era risollevato.

«Scusami» mormorò. «So che non ne avevo il diritto, ma non potevo permetterti di diventare un'assassina. Dal messaggio ho capito le tue intenzioni. Ho mollato tutto e mi sono precipitato qui. Dovevo farlo... dovevo» ripeté, con un filo di voce.

Sandra non rispose, non ne aveva la forza. Non trovava le parole. Non sapeva neanche se fosse ancora nel sogno o se la realtà l'avesse inghiottita. Era tutto surreale: il marito addormentato in attesa di una dolce morte, la siringa letale, l'ultimo respiro prima della fine e, d'un tratto, un uomo che blocca la sua mano.

Forse sognava. Sicuramente sognava. Era strana quella mano che asciugava la sua lacrima. E cosa sarebbe successo quando Alberto avrebbe riaperto gli occhi? Difficile anche solo immaginarlo. Non poteva essere vero.

«Mi... mi dispiace» disse Filippo, confuso.

«Non ce la faccio più» balbettò lei, dopo aver acquisito la certezza di essere nel mondo dei vivi. Era sopraffatta da quella sorta di indifferenza che nasce dalla disperazione. Dopo aver perso ogni speranza, si diventa insensibili al dolore, refrattari alla paura.

«Lo so» la rassicurò lui con voce calda. «Ma non puoi permetterti di andare in galera. Chi penserà a tua figlia? E anche se la facessi franca con la legge, saresti condannata dalla tua coscienza. Ti odieresti per sempre, e io non posso consentirlo.»

Il tempo si fermò. Incoraggiato dal silenzio, Filippo illustrò il suo progetto: «C'è un modo migliore per esaudire il desiderio di Alberto. Le procedure amministrative in Italia sono lunghissime e i tempi di un ricorso biblici. Te l'ho già detto. Ci proveremo, ma sarà difficile. Quasi impossibile. Però possiamo portarlo in Svizzera e farlo ricoverare in una struttura sanitaria di Zurigo, dove il personale medico pratica il suicidio assistito anche a chi è nella situazione di tuo marito. Quelli della Dignitas sono gente seria che ha cuore il destino dei malati.»

Una pausa. Uno sguardo a quel visto stravolto. Una carezza lieve, poi un sorriso timido.

«Sandra, credimi, è la strada giusta. C'è da sbrigare un bel po' di pratiche, ma ce la faremo. Entro l'anno.»

«Entro l'anno? Ma siamo ancora a gennaio...» Si morse il labbro inferiore e fece come per deglutire.

«Sembra un'eternità, ma passerà. E poi, è giusto che tuo

marito abbia il tempo di ripensarci. Undici mesi sono un tempo ragionevole. Attenderà con maggiore tranquillità, sapendo di aver imboccato il sentiero decisivo.»

«Non lo so» sussurrò Sandra.

Non sapeva più cosa era giusto e cosa vero. Il tanfo di morte e la promessa di vita si stavano mischiando in una poltiglia indistinguibile. Sarebbe mai riuscita a scindere le sue emozioni?

«I giorni scorreranno veloci» le promise Filippo.

21

Cosa stava succedendo? Percorreva in senso inverso il corridoio che l'aveva portato al cospetto di Dio. Il miracolo era diventato incubo. Si sentiva di nuovo debole, inerme. I dolori cominciarono a insinuarsi piano piano, fino a impadronirsi di lui. Era di nuovo malato, preda della sofferenza. Il corpo era tornato a essere il suo terribile padrone.

Aprì gli occhi e incontrò quelli di Sandra. Capì. La morte l'aveva accarezzato per un attimo, per poi abbandonarlo al suo incubo.

Parte terza

LA PROMESSA DELL'ALBA

22

«Perché vuoi morire?» chiese Filippo.

Aveva insistito a lungo per parlare con Alberto. Non poteva gestire la pratica dell'eutanasia senza avere prima studiato a fondo la personalità dell'uomo e compreso la profondità delle sue intenzioni. Alberto sarebbe stato interrogato nel corso del procedimento. Era necessario verificare la sua capacità di tenuta.

«Perché sono già morto» rispose Alberto. Anche i capelli, ormai radi, s'erano arresi alla malattia.

«Sai che le ragioni della tua scelta saranno vagliate da medici e psicologi, qui, in Italia, durante la procedura, e, anche dopo, in Svizzera, se ci costringeranno ad andare all'estero?»

«La burocrazia della morte?»

«Già, la morte è un evento amministrativo, prima che un fatto umano. L'autorizzazione al suicidio assistito impone una serie di verifiche da parte della struttura pubblica del servizio sanitario e del comitato etico territoriale. Verifiche sulla pienezza del tuo consenso, sull'autonomia della volontà, sull'irreversibilità della malattia e sull'inidoneità delle cure palliative.»

«Detto così, sembra terribilmente complicato» masticò amaro Alberto, roteando lo sguardo per la stanza.

«E non è neanche detto che la cosa vada in porto. Qui da noi c'è una resistenza fortissima della classe sanitaria verso questo tipo di pratica. I medici pensano ancora, nella stragrande maggioranza, di doversi occupare della vita, non della morte. Rifiutano di ammettere che la morte è parte della vita e che il medico è chiamato non solo a far vivere bene e a lungo un uomo, ma anche, soprattutto, a farlo morire con dignità. Per questo, se non ci andrà bene qui, proveremo anche all'estero. In Svizzera la legislazione è molto evoluta.»

«Cosa succederà?»

«Riceverai le visite di quelle persone. Dovrai rispondere in modo sincero alle domande e confutare le loro obiezioni.»

«Quali obiezioni?» La sorpresa si stava tramutando in sconcerto.

«La commissione medica potrebbe contestarti che non hai lottato abbastanza per evitare l'inabilità, per ridurla, per addomesticarla. Potrebbero opporci che non hai fatto tutto quello che potevi per convivere con la malattia, senza subirla come un dato ineluttabile. Perché rifiuti la carrozzella? Potresti uscire di casa, viaggiare, incontrare persone. Potresti convivere con la minorazione, non subirla in modo passivo. Potresti vivere, insomma.»

«Accettare la sedia a rotelle significherebbe accettare briciole di libertà. E io non voglio l'elemosina. Per me la libertà è tutto o niente.»

«Non ti sembra di esagerare? La vita è adattamento costante alle perdite che ci colpiscono, accettazione degli insulti, convivenza con le minorazioni, consapevolezza del degrado. Il tempo toglie a tutti noi le cose a cui teniamo di più. Dovremmo suicidarci in massa perché invecchiamo?»

«Adattarsi? Facile dirlo per chi si sveglia la mattina e può andare dove gli pare. Io sono paraplegico, mezzo cieco e tormentato dai dolori. Sopravvivo solo grazie ai farmaci e, prima o poi, dovrò essere attaccato a un apparecchio per respirare e a un macchinario per bere e mangiare. L'unico muscolo che funziona è quello della bocca. E l'unico momento in cui non soffro è la notte, quando sono temporaneamente morto. Tanto vale morire per sempre, così eviterò la delusione atroce di ogni risveglio. Sai cos'è davvero terribile?» aggiunse dopo qualche secondo Alberto.

«Dimmi» lo sollecitò, curioso, Filippo. L'uomo davanti a lui si stava aprendo. Era importante, vista la lunga strada da percorrere insieme.

«Che non ho più nulla da aspettare, non mi attendono più soprese e neanche delusioni.»

«Che vuoi dire?»

«Il bello della vita è proprio questo: ignorare che cosa accadrà domani; anzi, che cosa accadrà tra un istante. Del resto, come potremmo nutrire qualche speranza sul nostro futuro, se lo conoscessimo già? Io, invece, il domani lo conosco: è come oggi, uguale, dolore e immobilità.»

Il silenzio cadde su quelle considerazioni inappellabili.

«Cosa ti manca di più?»

«Tutto.»

«Di più?»

«Correre.»

«Era il tuo sport?»

«Non uno sport, una droga. Ho corso cinque maratone: New York, Firenze, Parigi e due volte Roma.»

«Anch'io corro» si affrettò a precisare Filippo, felice di aver trovato un punto di contatto. «Però non ho mai fatto una maratona, solo corse brevi. Non rinuncio mai alla mia sgambata al parco, due volte alla settimana, con un mio vecchio compagno di scuola.»

«Allora mi puoi capire. Il mio allenatore diceva: "Chi ama la corsa non può fare del male a nessuno perché ama la vita e la libertà".»

«In pratica, un corridore non può essere un assassino?»

«Perché chi ha bisogno di così poco per essere felice dovrebbe ammazzare un essere umano? Le maratone sono bagni di folla: tu corri in mezzo a ventimila sconosciuti, provenienti da ogni angolo del mondo, che ti sorridono solo perché condividono con te una passione. Non è meraviglioso?» Nei pensieri di Alberto la malinconia della passata felicità, il fuoco spietato delle illusioni svanite.

«Devo fare una ricerca statistica sul rapporto tra amore per lo sport e propensione al crimine.»

L'osservazione dell'avvocato Santini era sul crinale tra il serio e il faceto. Alberto continuò a srotolare, imperturbabile, il filo del discorso.

«Una volta ho letto una scritta sulla maglietta di un corridore. Era la maratona di New York, se non sbaglio: *The runner loves every dog, every cat, every man.*»

«La corsa come inno alla natura, amore universale per tutto e tutti.»

«Ho scoperto anche che chi ama la corsa non ha alcuna ragione per togliersi la vita» continuò Alberto, incurante dell'obiezione. «Lo sto scoprendo ogni giorno.»

Il discorso si faceva serio. Il cuore del problema era sul piatto.

«Capisco, ma correre non è tutto, non può essere tutto. E non può essere tutto neanche camminare. La vita è altro, di più, molto di più.»

«Tu non capisci, invece. Guardami. La distanza tra noi due è mezzo metro, forse meno. Toccarti sarebbe una cosa banale, per chiunque. Uno sforzo minimo, ridicolo. Eppure per me questi cinquanta centimetri sono una barriera insormontabile. È come se tu abitassi dall'altra parte del mondo. Anzi peggio, molto peggio. Non potrò mai raggiungerti.»

Una pausa. Alberto si stancava facilmente. Parlare era una fatica immane, specie se doveva metterci tutta la passione di cui era ancora capace. Poi ricominciò: «Lo sai che a vent'anni ho fatto il giro del mondo senza un soldo in tasca? Mi sono imbarcato come marinaio e ho conosciuto tutti i mari e tutte le terre per sei mesi».

«Cos'è per te il futuro?» Filippo cambiò discorso, almeno in apparenza.

«Il mio futuro è la morte.»

«Anche per me il futuro è la morte.»

«Sì, ma non è solo quella. E, soprattutto, non pensi esclusivamente alla morte. Nella tua vita c'è altro, molto altro.»

«Ma tu hai una figlia e una moglie che ti amano. Il loro amore non ti basta?»

Filippo cercava disperatamente di capire se nelle giornate di quell'uomo ci fossero ancora brandelli di felicità. Aveva studiato a lungo il caso e analizzato i precedenti italiani: tutti negativi per gli aspiranti suicidi. Le procedure amministrative e giudiziarie necessarie per la concessione del farmaco letale avrebbero battuto su quel punto: l'annullamento fisico e psichico del candidato al suicidio deve essere totale. Un morto vivente. Solo chi è già morto ha diritto di morire.

«Il loro amore mi fa soffrire ancora di più perché non è giusto. È un amore tossico, distruttivo. Un amore che toglie, senza dare niente.»

«Ma tu puoi amare, lo sento, lo vedo, sei pieno di passione» provò a contestare Filippo.

«La questione non è amare. La questione è che io non sono disposto ad amare in questo stato. Non voglio amare così: paralizzato e dilaniato dai dolori. L'amore non può essere tortura. Sandra ha rinunciato alla sua vita e al suo lavoro per starmi vicina, come un'ombra. È sempre in casa, notte e giorno, sempre accanto a me. Una donna straordinaria: mi cura, mi lava, mi imbocca, mi accarezza, mi legge i libri e mi distrae con la musica. Mi aiuta anche nell'evacuazione. Ha lasciato il lavoro e troncato ogni svago. Da cinque anni, quasi sei. Questo non è amore, ma martirio.» Filippo annuì, roteando gli occhi fino a incontrare una sua foto con Sandra al mare: erano giovani, belli, baciati dal sole. Sorridevano alla vita. «Il colmo» continuò Alberto, la voce affaticata, «è che mia moglie è divorata dai sensi di colpa perché la sera dell'incidente aveva proposto di andare lei a prendere Francesca a casa dell'amica.»

«Ma è assurdo!» protestò Filippo, voltandosi d'istinto verso la porta del salotto dove Sandra stava aspettando.

«Lo so, è assurdo, ma è un chiodo che lei non si toglierà mai dalla testa. Anzi, ogni giorno se lo conficca di più nel cranio. Lei è la peggior nemica di sé stessa, si processa e si condanna ogni giorno. Finirà per ammalarsi. Io sono morto, caro amico, ma non voglio che Sandra muoia insieme a me.» E fissò l'interlocutore a lungo, come per trovare un alleato.

«Sandra è una donna forte... e molto innamorata» osservò Filippo, pensoso. Si pentì subito della nota intima, del tutto incongrua.

«Sarei felice se qualcuno me la portasse via. Mi toglierebbe un peso.»

«Non ci credo!» insorse l'altro.

«Fallo tu. Se pensi di rubarmela, fallo e non ci pensare troppo. Ti prego: sarebbe un atto giusto.»

Filippo fu attraversato da un brivido. Cosa si nascondeva dietro quelle parole sibilline e quello sguardo strano? Un'implorazione, un'accusa o un semplice paradosso?

«Non puoi dire sul serio» riuscì solo a bofonchiare.

«Portala dove vuole. Tu hai davanti un uomo morto, morto in tutti i sensi, se si eccettua il cuore che si ostina a battere senza scopo. Sandra no, lei deve vivere. E può farlo solo senza di me.»

«E tua figlia?» cambiò discorso Filippo, sempre più a disagio, percorso dalla sensazione che moglie e marito si fossero messi d'accordo per raggirarlo. «Non hai paura che soffra per la tua morte?»

«Ci ho pensato a lungo e ho capito che lei starà peggio se rimarrò vivo. È una ragazza di vent'anni, il futuro pieno di porte da aprire. Un padre nelle mie condizioni le impedirebbe di volare. Meglio anche per lei che io tolga il disturbo: amerà il mio ricordo molto più del mio presente. È intelligente e sensibile, capirà la mia scelta. L'approverà.»

L'analisi di Alberto era lucida, constatò Filippo. Il gioco crudele del destino lo aveva privato del corpo ma senza intaccare minimamente la testa. Era un uomo brillante, che non poteva accettare di vivere a metà. Era sensibile, intercettava anche i sentimenti non ancora sbocciati.

«Tu le ami, se vuoi lasciarti andare per il loro bene. Ma quest'amore non è un'immensa fonte di gioia? Per loro e per te, nonostante tutto?» Filippo stava tentando l'ultimo assalto alla fortezza, anche se nutriva pochi dubbi sull'esito.

«Io non posso amare. Non posso dare nulla a nessuno. Sono un paraplegico che non ha diritto d'amare.»

«Quindi un paraplegico non ha diritto d'amare? Stai condannando tutti i paraplegici attaccati alla vita, che supplicano il Signore di allungargliela anche solo di un'ora?»

«No, no. Io non giudico i paraplegici e non dico che non hanno il diritto d'innamorarsi. Dico che questo particolare paraplegico, che sono io, Alberto Martinelli, non ha diritto d'amare perché non ha la forza e la voglia di farlo. La mia idea della vita mi impedisce di pensare che un uomo cieco, immobilizzato e sofferente, interessato solo alla morte, possa davvero partecipare al gioco dell'esistenza.»

Ancora una riflessione profonda e netta, senza punti deboli. Una parete liscia, difficile da attaccare.

«Ma la morte non ti fa paura?» chiese Filippo, per capire la vera forza di quella decisione .

Alberto non ebbe bisogno di tempo, prima di rispondere. «Per niente. Non so se esiste un aldilà, ma so che la morte è bellissima. Sono già morto e rinato. Ricordo quella luce calda e abbagliante. Nel sogno ho pensato, per un attimo, che fosse Dio. Poi ho capito che quel calore è la dolcezza del morire, una transizione placida che ti fa rivivere i momenti più belli della tua vita.»

Flippo era rapito dal discorso. Ogni commento avrebbe sporcato il nitore delle emozioni sprigionate dalle parole. Meglio cambiare discorso.

«So che ti piace il jazz, un'altra passione in comune. Sentire Miles Davis ti procura ancora gioia? O Thelonious Monk, il mio pianista preferito? *'Round Midnight*, per esempio.»

«Amavo il jazz, ora mi fa schifo.»

«Perché?»

«Perché prima la musica mi faceva pensare al futuro, ora mi intrappola nel passato.»

La partita era finita.

«Sarà una strada lunga» disse serio Filippo.

Alberto fece il primo sorriso di tutto quell'incontro: «Io aspetto, non mi muovo di qua».

23

I discorsi di quell'uomo gli si erano appiccicati addosso. Impossibile liberarsene. Troppa disperazione in quello sguardo, nei lampi selvaggi degli occhi esausti.

Per tutta la settimana Alberto fu presente nel suo mondo, quasi più di Sandra: un pensiero che si ingigantiva ora dopo ora, fino a ossessionarlo.

Arrivò la domenica. La serata seguì il solito copione: la passeggiata con i cani, la commedia con la signora del bar, un piatto di pasta condita alla meno peggio, un film nel dormiveglia e qualche pagina di un romanzo austriaco del primo Novecento per piombare nel sonno.

Questa volta, però, non riuscì a dormire neanche con *Doppio sogno* di Schnitzler. Alberto Martinelli lo tormentava, ma gli sfuggiva. Chi era veramente? Quale segreto nascondeva?

Doveva conoscerlo meglio per decidere cosa fare. Le parole non potevano bastare. Chiunque mente per bisogno o interesse: a maggior ragione chi non ha più nulla da perdere.

Aveva bisogno di sapere di più su di lui. Sì, ma come?

Gettò un'occhiata distratta al telefonino: un'intuizione lo fulminò. Forse quel professore di Economia aveva ancora un profilo Facebook attivo. Forse quel profilo era pubblico, a beneficio di colleghi e studenti. E forse non era stato oscurato.

Una probabilità su mille, certo, ma cosa gli costava provare?

Smanettò con frenesia. La fortuna gli sorrise: il profilo del professor Martinelli era accessibile.

C'erano solo cinque post, in coincidenza con gli ultimi cinque compleanni, prima dell'incidente.

Il più recente risaliva a due mesi prima dello schianto in moto.

29 maggio 2017

50 anni

Parigi.

Voglio festeggiare con voi il mio mezzo secolo.

Lo faccio mostrandovi ciò che è rimasto di me dopo la maratona di oggi.

Lo so, non sono un bello spettacolo, perdonatemi.

Faccio schifo, ma sono bellissimo.

Perché sono disposto a ridurmi così?

Perché amo queste corse di massa?

Le amo perché, quando corro, mi sento, nello stesso tempo, perfettamente solo e parte di un'umanità variopinta e festosa.

Le amo perché, mentre il paesaggio si sgrana davanti a miei occhi sorprendendomi, sento, nitidi, il mio respiro e il mio cuore.

Le amo perché, per arrivare alla fine, devo essere ugualmente disciplinato e romantico.

Le amo perché una maratona è poesia e matematica.

Le amo perché gli sguardi e i sorrisi che si irradiano da ogni parte del mondo sono l'essenza dell'amore universale.

Le amo perché l'adrenalina che precede la partenza è emozione allo stato puro.

Le amo perché la fine della sofferenza è la gioia più inebriante.

Gli occhi di Filippo indugiarono a lungo su quell'appassionata dichiarazione d'amore nei confronti della vita. Il problema di quell'uomo era proprio una voracità che non poteva ammettere surrogati. Alberto era un incendiario che aveva bisogno di bruciare ogni giorno. Ecco la ragione della rinuncia alla vita. Ecco l'urgenza del desiderio di morte.

In fondo era giusto, si sorprese a pensare Filippo. Anche lui avrebbe voluto farla finita di fronte alla prospettiva di essere sepolto vivo.

Una tempesta di sentimenti e di dubbi si stava scatenando nel profondo del suo animo.

Qual era la cosa giusta da fare?

24

«Ho bisogno della tua autorizzazione.»

Francesca era accanto al letto del padre, lo scrutava con i suoi occhioni da ventenne costretta a venire troppo presto a patti con la sofferenza. Lo baciava, gli accarezzava il braccio martoriato, ne percorreva ogni centimetro in su e in giù, zigzagando tra cerotti, garze e tubicini. Lei era alta, bionda, fiera. La statura del padre, i colori della madre.

«Parliamone dopo cena, papà.» Afferrò dal carrello il piatto con il passato di verdure e si accinse a imboccarlo. Nei pochi giorni dell'anno in cui tornava a Roma, le piaceva occuparsi del suo fragile principe azzurro. Gli parlava per lenire le sue sofferenze, trasportandolo in mondi diversi dalla malattia. Di sera gli leggeva un libro fino a quando il corpo del padre si abbandonava al sonno. Sulle rughe, che scavavano le guance ischeletrite, scendeva, in quel momento, la dolcezza della tregua.

«No, parliamone ora!» reagì lui, gli occhi accesi da una luce improvvisa, sferzante. Con uno sguardo le impose di mettere a posto il piatto. Per qualche istante il silenzio regnò nella stanza. Difficile trovare le parole per comunicare a una figlia che si vuole andare via per sempre. Come si può dire a qualcuno che sta per finire la storia d'amore più grande? Una storia iniziata prima che lei nascesse, con la magia dei battiti del cuore ascoltati durante la prima ecografia. Francesca era il centro della sua vita, il suo "tutto". Di fronte al viso levigato della figlia, lui era schiantato dalla doppia debolezza di uomo e di padre. Ma ora la magia era svanita. Lui doveva morire perché non poteva più godere del suo amore: la vita è già finita quando la sofferenza è più forte del sentimento.

«Francesca, io non posso più restare. Non ce la faccio più.» Si bloccò, la voce soffocata dalla commozione. Era tutto troppo crudele. «Non è giusto» aggiunse. «Non è giusto per me, per tua madre, e, soprattutto... non è giusto per te.»

«Zitto! Non parlare, non c'è bisogno.»

A tenere la mano di Alberto non c'era più la bambina dalle guance rosa che si trastullava con gli orsetti di peluche, ma una signorina dai capelli color miele e dai penetranti occhi smeraldo. In quella donna inquieta riluceva però, a tratti, lo stupore della bimba che ascoltava, trasognata, la favola della buonanotte. La mutilazione del padre l'aveva colpita mentre era in quella fase, l'adolescenza, in cui si è tutto e nulla insieme. Francesca era cresciuta rapidamente, ma una parte di lei era rimasta cristallizzata, ferma per sempre a quella notte.

I sensi di colpa l'avevano devastata. Tante domande, troppe accuse, mille ipotesi: se quella maledetta sera fosse rimasta a casa, se non avesse chiesto al padre di andare a riprenderla, se fosse tornata a piedi, se fosse stata meno capricciosa...

«Non ce la faccio più, perdonami. La mia vita è una tortura. Devi capire...»

«Capisco, papà» e si fermò, cercando di afferrare il filo dei ricordi. Sul volto si dipinse la malia di remoti frammenti. «Sai quando da piccola, prima di addormentarmi, ti sussurravo che eri il mio principe, eroe e imperatore...?»

«Mi ricordo, sì...» rispose lui, avvolto nell'ovatta struggente del passato. Per un istante si ritrovò di nuovo nella stanzetta buia di Francesca, e assaporò ancora la lotta disperata condotta dagli occhietti della figlia contro il sonno che li insidiava.

«Eri il mio eroe, papà. Ma negli ultimi anni lo sei stato ancora di più: hai combattuto come un leone.» Francesca deglutì, raccolse tutto il coraggio che aveva, e anche di più. «Ora hai il diritto alla libertà.»

«Mi autorizzi, allora?»

La ragazza esitò. Poi, distogliendo lo sguardo, annuì.

Alberto chiuse gli occhi, e sospirò. Quindi, si riscosse, per un pensiero improvviso. «Ricordati che tu non hai nessuna colpa.»

Gli occhi di Francesca si riempirono di lacrime: «Perché non si può cambiare il passato?». Nella voce un suono duro. Era angoscia, ma anche richiesta di assoluzione.

«È stato il destino. È stato quell'automobilista. È stata la sfortuna. È stato Dio. Sono stati tutti, tranne te! Non sei stata tu! Non sei stata tu! Non sei stata tu!»

La figlia lo osservò, anche lei in parte sollevata.

«Promettimi che sarai felice!» Ora il tono del padre era autoritario, non ammetteva repliche.

Uno scintillio legò i loro occhi.

«Te lo prometto, papà.» Poi prese il piatto e incominciò a imboccare silenziosamente l'uomo che, vent'anni prima, le aveva dato la vita.

25

Si svegliò madido di sudore. Era come se i misteri che per tutta la vita aveva accantonato si fossero presentati tutti insieme, pretendendo una risposta immediata. Quella storia e quella donna erano penetrate dentro di lui, insinuandosi nelle cavità più profonde e corrodendo ogni certezza. Cosa doveva fare? E per chi? Da quando s'era imbattuto in quella donna una cortina era caduta sulla sua vita, nascondendo ciò che conosceva da sempre. Era stato come nascere una seconda volta. I colori erano diversi, erano diversi gli odori, la sensazione che gli davano le cose in fondo all'essere.

Uscì sul terrazzo per ammirare l'orizzonte ancora celato dalla notte. Gli sembrava di non aver mai visto un cielo così vasto, così pieno di stelle. Scintillavano bianche, blu, verdi, rossastre. Da piccolo era stato appassionato di pianeti e galassie. Quel cielo che si stendeva ora su Roma lo interrogò.

All'improvviso era curioso di tutto. Chi è il regista dello spettacolo universale? Chi decide i ruoli degli attori e delle comparse? L'uomo è solo la pedina di un disegno imperscrutabile o può veramente decidere della sua vita e della sua morte?

Filippo inspirò profondamente. Una brezza fresca soffiava dal Tevere.

In quel momento una scheggia di luce ferì il manto scuro in lontananza.

L'alba era vicina.

Tornò a letto e provò a dormire, poi si alzò di scatto, in preda alla frenesia. Andò in cucina, preparò la moka e sorseggiò il caffè. I cani lo accerchiarono silenziosi, con le rosse gole spalancate e le lingue penzolanti. Dette loro da mangiare e decise di accontentare la richiesta tacita di una passeggiata.

Al ritorno era ormai mattina. Si fermò al bar per un caffè. Cocò e Totò festeggiarono la vecchietta che, per quella giornata, si presentò come Bianca e decise di chiamarlo Angelo. Per un attimo ebbe voglia di chiedere alla signora quale fosse il senso della vita. Forse lei aveva trovato la chiave e la custodiva gelosamente. Forse, dietro quelle strambe manie vibrava una saggezza coltivata con pazienza lungo le strade impervie della vita. Forse c'era un segreto, o un mistero, dentro quell'essere così delicato e sensibile.

Il dialogo seguì il copione di sempre. Salutata la vecchia amica, Filippo ciondolò fino all'edicola. La sua attenzione fu catturata dal titolo di un editoriale che campeggiava sulla prima pagina di un quotidiano: *L'eutanasia: una risposta tecnica a un problema economico.*

L'autore era un oncologo di fama mondiale che da anni dirigeva un centro di eccellenza a Parigi. Un medico, un filosofo, uno scrittore.

Nella nostra società a quattro generazioni, non solo si devono spendere molti soldi per curare le persone non autosufficienti, ma si devono pagare le loro pensioni molto più a lungo. Alla fine l'eutanasia può diventare un mezzo tecnico per regolare problemi economici e sociali, in particolare quelli legati alla vecchiaia, all'invalidità e alla malattia.
Cominciamo con i vecchi che, sempre più numerosi, popolano le nostre case, le nostre strade e i nostri ospedali.
Si potrebbe trovare agli anziani un ruolo, ma la società in cui viviamo è incapace di utilizzare il loro sapere e la loro esperienza. Vi sono, dunque, motivazioni nascoste, inconfessabili, alla base del desiderio di porre fine ai loro giorni: sono questioni di

eredità e di libertà da un insopportabile peso. Naturalmente ci si nasconderà sempre dietro un motivo che si vuole incontestabile, sostenendo di mirare esclusivamente ad abbreviare le sofferenze, quando il vero scopo di quest'operazione è tutt'altro. I benefici dei progressi della scienza non possono essere utilizzati per i vecchi perché non ne vale la pena: il gioco non vale la candela. I nostri politici non sanno più come pagare le pensioni alle persone sane e possono arrivare a pensare, senza confessarlo neanche a sé stessi, che l'eutanasia medica e il suicidio assistito siano un mezzo abbastanza elegante per alleggerire la società. L'eutanasia legalizzata rappresenta, così, la rottura drammatica del legame simbolico tra le generazioni.

Per i malati incurabili il problema non è molto diverso. Loro non vogliono morire. Nessuno di loro vorrebbe morire se non sentisse di essere di peso ai familiari che li accudiscono sempre più malvolentieri. Nessun paziente desidera farla finita neanche a causa delle atroci sofferenze, come si scrive e si dice tanto spesso, con tanta superficialità: ormai gli analgesici sono così progrediti da cancellare anche i dolori più devastanti. Oggi esistono raffinatissimi derivati della morfina, iniezioni di xylocaina e combinazioni di sostanze capaci di ridurre o cancellare anche i dolori più atroci. Dobbiamo, quindi, combattere l'idea che l'eutanasia sia l'unica soluzione per evitare ai pazienti di soffrire: queste esigenze sono soddisfatte in modo proporzionato dalle cure palliative e dalla medicina del dolore. Non esiste sofferenza dalla quale non si possa venire a capo. Abbiamo pompe, collegate a un tubo endovenoso, che sono in grado di rilasciare l'analgesico alla velocità desiderata, grazie alle quali il paziente può aumentare l'erogazione in modo efficace appena il dolore riappare.

No, questi uomini e queste donne infelici non vogliono farla finita perché non possono guarire o perché sono devastati dal dolore. Vogliono morire perché sono soli, perché si sentono abbandonati: rifiuti umani, scarti di un mondo che non ha voglia e tempo di occuparsi di loro.

Lo sapete che quasi nessuno chiede l'eutanasia quando i malati sono bambini? Quando si tratta dei loro figli, i genitori chiedono sempre una maggiore insistenza terapeutica. Sono pronti a sopportare i trattamenti più lunghi e pesanti e ad acconsentire ai tentativi più forti o audaci. Perché per i vecchi no? Perché per i mariti e le mogli no? Perché per i fratelli e le sorelle no? Io un'ipotesi ce l'ho. So che non vi piacerà. Vi confesso che non piace neanche a me perché mi fa vergognare di essere uomo. La mia ipotesi è che l'amore per i figli è l'unico amore assoluto, quello più profondo, più disinteressato. Forse anche quello più egoistico, perché noi li sentiamo e li vogliamo come parte di noi, una nostra prosecuzione, la dimostrazione della nostra immortalità. Certo è che per loro siamo disposti a rinunciare alla libertà e a deporre l'individualismo. Ma per gli adulti no, per i vecchi ancora meno: andassero al diavolo e ci lasciassero vivere in pace. Non ha senso, quando si tratta di catorci umani, tentare strade faticose e dispendiose per ottenere una stabilizzazione prolungata e sperare nella comparsa di un farmaco miracoloso.

L'eutanasia non è una richiesta del malato, ma un desiderio di benpensanti e persone sane. Non amore o compassione, ma una forma di protezione semiconsapevole di sé stessi. Di fronte alla malattia di un parente, le famiglie sono sopraffatte dall'angoscia della morte che accarezza anche loro, acquisiscono la consapevolezza della loro precarietà e, allora, cedono. Fatalmente, cedono. Cedono alla tentazione di chiedere o pretendere che i medici mettano fine alle sofferenze del paziente, ma, soprattutto, alle loro.

È terribile, ma è così. Non è una scelta pietosa, ma l'egoismo più brutale. Una volta autorizzata dalla legge, l'eutanasia non verrà praticata solo per porre fine alle sofferenze, ma verrà praticata sui malati al fine di risparmiarsi la fatica, di sgravare la società, di liberarla da un peso diventato inutile. Prendete l'esempio dei miei malati di cancro a cui restano sei mesi di vita sotto terapia: la tentazione di evitare questa

spesa assurda sarà forte, irresistibile. Per sentirci migliori, fingeremo di voler risparmiare sofferenza al paziente, ma, in realtà, vorremmo risparmiare alle persone prove difficili e spese supplementari.
Al di là delle considerazioni morali, per quel paziente oncologico guadagnare sei mesi può voler dire guadagnare uno, cinque o dieci anni grazie a una nuova cura: finché c'è vita c'è speranza.
Voglio essere crudo. La nostra società del politicamente corretto mi fa schifo: usa la clava della dignità del malato per nascondere l'egoismo più bieco. L'eutanasia è diventata una moda dopo il 1968, a metà degli anni Settanta. Chi non può più produrre è una scarpa vecchia di cui sbarazzarsi al più presto. Bisogna aspettarsi che l'esecuzione del malato diventi una banalità. I legami fra gli individui, nelle famiglie, fra gruppi sociali si vanno perdendo. C'è un "non detto" indispensabile alla coerenza di una società; il rispetto per la vita e la necessità di continuare fino alla fine gli sforzi per mantenere la vita derivano da questo "non detto". E questo "non detto" si va perdendo, nella falsità e nell'inganno.
La cosa ancora più odiosa è che i poveri, non avendo mezzi per permettersi cure che la sanità considera ormai sovrabbondanti, non hanno alcun mezzo per sottrarsi alla pressione a favore dell'eutanasia. Pensate ai vecchi benestanti olandesi, che si trasferiscono ormai in massa qui in Francia per sottrarsi all'eutanasia dilagante nelle loro belle terre che devono essere popolate solo da giovani biondi e vigorosi.
Io non contesto il diritto dell'uomo di uccidersi da solo. Ciò che mi indigna è che egli esiga che i medici si rendano suoi esecutori. Ma così i sanitari rinnegherebbero la loro cultura, il loro mestiere, il senso millenario della loro funzione. Noi siamo chiamati a prolungare la vita e ad accendere la speranza, non a spegnere l'una e l'altra. Sapete, è talmente facile far ardere la fiammella nell'animo di un paziente. Se si trova un uomo in una situazione disperata e gli si dice: "Ci deve credere" lui ci crede. La forza dell'istinto ha qualcosa di

meraviglioso. Se, invece, gli dite, in modo brutale, che per lui non c'è più niente da fare, quell'uomo perderà la voglia di lottare perché si sentirà solo. Ma la vera richiesta del malato è quella di tentare, di sperare, di vivere ancora anche se non c'è possibilità di guarigione, di incontrare nei medici uomini veri che riconoscono, attraverso le loro azioni, il valore sacro della vita che mette nelle loro mani. Per questo, la medicina non è solo una scienza, ma soprattutto un'arte. Un'arte umana.
I sostenitori dell'eutanasia si vantano, da sempre, di essere animati dal rispetto per l'essere umano e, perciò, accusano chiunque non la pensi come loro di essere un bruto e un barbaro. Non si rendono conto di essere loro i barbari. L'eutanasia non esiste nelle società poco sviluppate che, pure, conoscono la morte come e più di noi: è una scoperta degli intellettuali e politici di sinistra delle società occidentali, in cui l'etica religiosa non è stata sostituita da un'etica laica, una società senza valori e senza il soffio dell'umanità. Siamo vittime di una manipolazione mentale, di un vero lavaggio del cervello: la vita non esiste più, esiste solo la produzione dei beni di consumo. È una barbarie anche il suicidio assistito, un vero ossimoro. Commettono un abominio identico sia il medico che uccide in prima persona il malato sia chi prepara la miscela letale al paziente che se l'inietterà da solo. In entrambi i casi, è un omicidio ai danni di una persona che, superata la crisi, supplicherebbe di essere curata e vorrebbe vivere come e più di noi.
Il chiasso della modernità ha cancellato il nostro silenzio interiore. Dobbiamo ricominciare a guardarci dentro e a meditare sul nostro destino comune. Troveremo la forza di assistere chi amiamo, di chiudergli gli occhi, di baciare una fronte che la vita sta abbandonando. Io sono un medico ateo, ma credo che l'amore, anche per il miscredente, sia una preghiera.
I pazienti che non sono stati portati alla disperazione da chi li circonda conservano la speranza fino alla fine e sono riconoscenti nei confronti dell'équipe sanitaria per ogni prova

di immaginazione, spirito inventivo e rispetto per l'essere umano. Se ricevono amore, i malati non chiedono la morte, ma implorano la vita.
Spesso sono colpito nel vedere con quanta leggerezza sono abbandonati dei pazienti per i quali non sono state sparate tutte le cartucce. Con troppa superficialità, si prende la decisione di lasciar perdere anche quando si potrebbero ancora ottenere guarigioni, regressioni o stabilizzazioni prolungate.
Sono omicidi anche questi. Delitti, peccati, tradimenti, offese alla medicina come missione, chiamata non a ottenere un risultato qualsiasi, ma il risultato migliore possibile.
Diceva il professor Fuortes che il paziente deve dare la sua fiducia a una coscienza. La medicina è un'incredibile impresa umana che esiste da tremila anni, che deve guarire e consolare, mai uccidere. Non possiamo pretendere che tutti gli uomini raggiungano il limite biologico teorico o il record statistico dei 122 anni di Jeanne Calment. Esiste però l'"età' dell'uomo", l'età giusta per ogni uomo, il momento in cui egli è "sazio di giorni" perché la sua parabola è compiuta.
La pratica medica è allora un faccia a faccia con il malato, un prendere consapevolezza dello sguardo, della speranza e dell'angoscia, condivisione di un percorso che non deve essere interrotto prima del compimento naturale di quella singolarissima avventura.
Ogni esistenza è unica e insostituibile: il cervello umano contiene cento miliardi di cellule; ognuna di queste può instaurare almeno diecimila connessioni con le altre e queste connessioni sono variabili, mutevoli; il numero di circuiti potenziali, anch'essi plastici, è, per Roger Penrose, pari a quello delle particelle dell'universo. Il che vuol dire che, quando la Terra scomparirà tra cinque miliardi di anni, a seguito della trasformazione del Sole in supernova, non saranno esistiti due individui uguali.
Il medico deve allora essere guida compassionevole dell'essere singolare che ha davanti, difensore di quella vita unica e riparo

dalle avversità durante il soggiorno terrestre.
Attenti al "pendio scivoloso" di Walter Wright. Il pendio è scivoloso perché non v'è alcun punto in cui sia plausibile fermare il percorso che dalla scelta politica di partenza conduce a conclusioni e conseguenze inesplicabili e del tutto imprevedibili. Se permettiamo A, *che ci piace molto e ci consola di più, prima o poi giungeremo a permettere* Z, *che ci sembra, invece, moralmente inaccettabile. Per questo, non dobbiamo permettere* A. *Una volta che si accetta la premessa del diritto alla morte di chi è in grado di compiere scelte autonome, non potremo più arrestare la china che riconoscerà la stessa facoltà al malato animato da una volontà manipolata e non autentica e, infine, alla persona fisicamente sana, assalita dal "male di vivere". La nostra società diventerà, tecnicamente, una società di assassini.*

Concludo con alcune storie. Forse vi interesseranno.

La prima.
Alcuni anni fa un uomo malato di tumore mi chiese un'overdose di farmaci per farla finita. Mi sedetti accanto a lui e gli chiesi: "Perché?". Ed egli mi confidò: "Non sono io che lo voglio, ma mia madre: non è più capace di reggere la mia situazione. Per questo, le ho promesso di chiedere l'iniezione". Naturalmente, parlai a quella madre e riuscii ad aiutarla. È chiaro che non era l'odio a ispirarla. Semplicemente, non aveva più la forza di andare avanti a quel modo. Nessun morente vi chiederà un aiuto a morire se sarà curato e assistito con amore. Quell'uomo è vissuto ancora a lungo, ed è stato felice di respirare l'odore e il colore di ognuno dei giorni che gli sono stati concessi.

La seconda.
Un amico di mia moglie, affetto da cancro terminale, mi accusò di essere un vigliacco perché m'ero rifiutato di ucciderlo con un'iniezione letale. Dopo alcuni giorni, stanco delle sue

pressioni e di quelle di mia moglie, gli diedi una fiala e gli dissi: "Se vuole farla davvero finita, prenda questa". Lui rispose: "È acqua!". Gli giurai che non era così. Si spense dopo tre settimane. La fiala fu trovata intatta sul comodino. Naturalmente non ho mai detto a nessuno se fosse acqua. Non lo dirò neanche a voi.

La terza.
Un medico olandese che teneva in cura una vecchia signora malata di tumore decise che non aveva senso continuare le cure. Convinse a fatica i tre figli, alquanto esitanti, e chiese di ottenere la firma della donna, necessaria come copertura legale. I figli si recarono, dunque, al capezzale della madre e, ripetendo le argomentazioni del medico, le spiegarono che era la cosa migliore da fare. La madre finì per acconsentire e disse: "Figli miei, se ritenete che sia la cosa giusta da fare, d'accordo, firmo". Uno dei tre si è traferito in Francia qualche anno fa ed è diventato mio paziente. Aveva la stessa malattia della madre e per fortuna n'è uscito fuori. Forse ne sarebbe uscita anche la madre, se avesse aspettato, se le avessero consentito di aspettare. Dopo aver letto un mio scritto sull'eutanasia, l'uomo mi ha confessato: "Professore, da quando ho letto il suo libro, non dormo più".

Filippo posò il giornale sul tavolo.
C'era solo una persona al mondo che poteva replicare a quelle obiezioni.

26

Ci mancava il prete in carrozzella. La madre aveva preteso che Alberto incontrasse un suo collega di sventura. Sperava che don Annibale Bollino l'avrebbe dissuaso. Chissà dove l'aveva scovato quel personaggio minuto e un po' mellifluo, con gli occhiali spessi e il crocifisso al collo, che ora lo scrutava con una malcelata aria di superiorità morale. L'idea le era venuta vedendo un film spagnolo in cui un tetraplegico che lotta per l'iniezione letale incontra un religioso nelle stesse condizioni che, invece, combatte per la vita.

Eccolo lì, don Annibale, a mezzo metro da lui, sprofondato nella sua bella carrozzella, gli parlava da più di un'ora, vomitandogli addosso la dottrina cattolica sulla sacralità e sull'indisponibilità della vita. «La vita appartiene a Lui, non è nostra» aveva urlato a un certo punto. Qualche altro minuto, e anche quel supplizio sarebbe finito. Gli balenò in mente l'idea che fosse un finto sacerdote. O un finto paraplegico. O un finto tutte e due le cose. Un attore scovato chissà dove, un saltimbanco, un ciarlatano. Ma, in fondo, cosa importava? C'era solo da aspettare i titoli di coda.

«Don Annibale, io rispetto la sua voglia di vivere e sostengo il suo diritto di vivere. È meraviglioso che lei sia felice, nonostante tutto. Ma questa non è la mia scelta, questo non è il mio modo di concepire la vita. E chiedo anche a lei di rispettare la mia scelta, il mio diritto di non vivere. La vita non può essere un dovere. È una questione di libertà. Ha detto un grande giurista che l'unica vera legge è quella che porta alla libertà. Bene, io voglio che venga attuata questa legge universale. Voglio la libertà. Solo la libertà.»

«Una libertà che elimina la vita non è libertà» replicò don Annibale.

«Una vita che elimina la libertà non è vita» reagì, pronto, Alberto.

«Ma quale libertà, caro Alberto.» Il tono del religioso aveva una venatura ironica. «La libertà di uccidersi? Ma via, non si rende conto che è una contraddizione? La libertà è espressione dell'uomo, non può essere la sua cancellazione.»

«La mia libertà è la libertà di essere uomini» reagì Alberto. «Se la vita, secondo la mia personalissima concezione, non è degna di essere vissuta, io devo essere libero di farla finita e di essere aiutato a farla finita.»

Gli occhi di don Annibale furono attraversati da un lampo di rabbia. «Già, parlate tutti della morte con dignità. Chiamate le cose con il loro vero nome: "Voglio che qualcuno si sporchi le mani con il mio sangue e mi uccida. Voglio che quell'uomo diventi un assassino".»

«Non si arrabbi don Annibale, io le sono grato per la sua visita e la stimo per la sua saldezza d'animo. Ma io non ho la sua forza, non ho le sue convinzioni. Lei ha la fede dalla sua.»

«Io non ho più fede di lei, mi creda. Anche i preti sono attraversati dai dubbi. Dopo l'incidente che mi ha ridotto in queste condizioni, dodici anni fa, anch'io ho dubitato. Moltissimo. E pure oggi, a volte, mi capita di essere fragile. No, il problema non è la fede, ma l'amore. Chi ama gli altri ed è da questi riamato non può togliere il disturbo. E lei, in fatto di amore, è molto più ricco di me, visto che ha una moglie e una figlia.»

«La famiglia non è un aiuto, ma un peso, in una situazione come questa» rispose serio Alberto.

«Amico mio, la vita non è solo muovere le braccia, andare da un punto a un altro e prendere a pedate un pallone. La vita è altro, è qui dentro» e gettò gli occhi verso il petto. «La vita è più del corpo, molto di più.»

Un silenzio di alcuni secondi commentò queste parole.

«Eppure, la gente non la pensa come lei. Secondo i sondaggi, nove italiani su dieci sono favorevoli all'eutanasia legale.»

«Le questioni morali non si risolvono con i sondaggi» replicò l'altro.

«E neanche con i divieti, don Annibale. Nessuno deve avere il potere di impormi la vita se io non la amo più.»

27

«Grazie per avermi ricevuto» disse Filippo dopo aver sorseggiato un caffè disgustoso, preparato con la moka di un altro secolo. «Ho bisogno di un consiglio, e solo tu puoi darmelo. Sei l'unica persona di cui mi fido.» Filippo conosceva il professor Grasso dai tempi dell'università, ma solo di recente era riuscito a dargli del tu. Non era però arrivato a chiamarlo per nome. Un compromesso che pareva a entrambi accettabile.

«Allora sei messo male!» scherzò il professore. «Io sono un pazzo solitario che vive da anni chiuso in una stanza. Un disadattato asociale. Come puoi affidare il tuo destino a uno così?»

Giuseppe Grasso dimostrava ancora più dei suoi settantaquattro anni a causa dell'aria trascurata, della massa di capelli bianchi alla Einstein e degli occhiali da sgobbone. Era un filosofo del diritto, un'autorità morale prima ancora che giuridica. Un Maestro, nel senso più puro del termine. L'unico a cui Filippo potesse confidare i suoi tormenti.

«Allora siamo in due a essere pazzi. È già qualcosa» scherzò Filippo.

«Cosa vuoi sapere di preciso?»

«Hai letto l'articolo del professor Carlotti che ti ho mandato via mail?»

«Certo» annuì Einstein, aspirando con gusto la pipa. La stanza era invasa da una nebbia fitta e compatta. Ognuno dei due intuiva la presenza dell'altro, ma non poteva esserne certo.

«Cosa ne pensi?»

«Me lo chiedi come filosofo o come giurista?»

«Le due cose sono separabili?»

«Certo» sbuffò Grasso. «Spesso sono rette parallele destinate a non incontrarsi mai... purtroppo» precisò, costernato. «È come distinguere i diritti in senso morale dai diritti in senso giuridico. Conosci la mia teoria sulle differenze tra *moral rights* e *personal rights*, ossia tra i diritti che l'uomo ha in quanto uomo e quelli di cui la persona è titolare solo perché la legge glieli attribuisce?»

«Anche l'inglese, professore? Ti credevo più patriottico.»

«Purtroppo i testi più interessanti dei filosofi del diritto non sono tradotti in italiano. Ho dovuto studiare l'inglese. Ma non divaghiamo. Ti ripeto la domanda: vuoi che risponda come filosofo o come giurista?»

«Cominciamo con il filosofo, allora, visto che ho già interrogato qualche giurista, tra cui l'avvocato Dell'Andro. Secondo te, è giusto aiutare a morire un uomo gravemente malato che non vuole più vivere? Un uomo tetraplegico mi ha supplicato di curare le pratiche per il suicidio assistito in Svizzera e di accompagnarlo a Zurigo. Cosa devo fare? Cosa è giusto fare? Secondo Carlotti, commetterei un crimine orrendo.»

«Rispondo prima come filosofo morale. Ti ricordo Hegel: "Io ho queste membra, la vita, soltanto in quanto lo voglio". E Jaspers: "L'individuo non solo può rischiare consapevolmente la sua vita, ma può anche decidere se vuole vivere o no. La morte rientra nella sua sfera di libertà". Anche Löwith è convinto che la morte volontaria sia una tipica possibilità dell'esistenza umana, dato che l'uomo per sua natura è un essere "strutturalmente problematizzante", ossia capace di mettere tutto in discussione, compreso sé stesso. Capacità che fa di lui un essere in grado di rivoltarsi contro la propria esistenza, sino al punto di sopprimerla. Tanto che ne *La libertà di fronte alla morte*, edizione 1962, egli scrive: "In sé e per sé la libertà di autosopprimere la propria esistenza rappresenta una possibilità specificamente umana. Anche l'uomo in verità non si è dato la vita da sé, ma egli può compiere l'atto dell'autodistruzione perché è in grado di allontanarsi e desistere da ogni cosa esistente, non esclusa la sua stessa esistenza naturale". A sua volta Bloch, sulla scia di Hegel, ripete: "Nessuno vive perché lo vuole. Ma una volta che vive, lo deve volere". Pensa anche ad Améry, al suo celeberrimo *Levar la mano su di sé*.»

«Professore, pietà» lo bloccò Filippo.

Grasso avrebbe continuato all'infinito con la sua voce roca e monocorde che si smarriva nella stanza invasa dalle nuvole di fumo. Un'orgia di citazioni. Nessuno aveva informato il luminare che, dopo la terza, le citazioni puzzano.

«Scusami prof., ma mi piacerebbe capire. Quello che hai detto dimostra che la vita è fattualmente disponibile in quanto l'uomo, come Amleto, può decidere se esistere o no, cioè se vivere o no. Questo però non vuol dire che sia moralmente legittimo uccidersi. E, quindi, che sia moralmente lecito aiutare chi voglia abbandonare questo mondo.»

«Eh, già» commentò sornione il professore. «*Non omne quod homo potest honestum est*.»

Filippo si astenne dal commentare e attese, paziente. Ormai era preparato al peggio. Per fortuna non lo aspettava nessuno a cena.

«Una cosa è il potere, cioè il fatto, altra la morale, cioè il giusto. Altra ancora la legge, cioè il lecito.» Una nuova boccata di fumo, con una lentezza esasperante. Quasi una provocazione. Filippo dovette ricorrere a tutto l'autocontrollo di cui era capace per tacere.

«Gli indisponibilisti sono persuasi che l'individuo possa

disporre liberamente dei propri "modi d'essere", ma non abbia la disponibilità del proprio "essere o non essere". È la convinzione secondo cui la vita è un dono inestimabile, che nulla abbiamo fatto per avere e che tutto dobbiamo fare per custodire. Locke: *Nobody has liberty to destroy himself.* Ricordi la metafora militare di Cicerone: "Non si deve abbandonare il posto di guardia nella vita"? Anche un grande penalista come Pessina ammonisce che "la possibilità di decidere di sé fino al punto di non essere più è e resta soltanto un fatto, non costituisce né un diritto né un bene".»

«Quindi, la vita per loro è un dovere morale verso sé stessi e verso gli altri» cercò di sintetizzare Filippo, preoccupato dalla marea erudita che stava montando.

«Bravo, il suicidio è considerato dai filosofi antidisponibilisti la violazione del primo dovere morale: il dovere di essere. Un atto, "ultimativamente solitario" ricorda D'Agostino, "tragicamente solitario" per Cotta e Altavilla, che viola un dovere verso la propria persona e verso lo Stato. Il tradimento tipo.»

«Il tradimento tipo?» cercò di capire Filippo.

«Proprio così. Per Gabriel Marcel, *Essere e avere* del 1935, il suicidio è la "tentazione tipo" a cui tutte le altre tentazioni e gli altri tradimenti sono riportabili. Essenzialmente "un rifiuto", o "una dismissione", che fa tutt'uno con un atteggiamento di non speranza, di sfiducia nei confronti della realtà e di non disponibilità nei confronti del prossimo. Ma non dimentichiamo i grandi francesi del Novecento...»

«No, professore, ti prego, non dimentichiamoli» ironizzò, inascoltato, Filippo.

«Parlo, naturalmente, dei due immensi filosofi-romanzieri: Sartre e Camus. Per Sartre il suicidio è, per definizione, un progetto destinato a distruggere tutti gli altri progetti e, quindi, "un'assurdità che fa sprofondare la mia vita nell'assurdo". Un'abdicazione alla condizione umana, per intenderci. Per Camus, *L'uomo in rivolta*, la morte autoinflitta è uno sforzo illusorio di sfuggire all'assurdo e, quindi, al contrario della rivolta, un comportamento inautentico. L'uomo, per essere tale, deve lucidamente guardare *in faccia* l'assurdità della propria condizione, senza scappatoie e cedimenti. E poi ci sono i tedeschi...»

«Pure quelli?» supplicò l'avvocato Santini. L'altro, però, non aveva pietà per la debolezza del suo allievo.

«Mi limito allora a Heidegger, secondo cui il procurarsi volontariamente la morte consiste in un tentativo inautentico di "realizzare" la morte a cui viene contrapposto l'autentico *Sein zum Tode*, il quale si rapporta alla morte non come a un "fatto" bensì come a una "possibilità" da tenere sempre aperta davanti a sé. *L'essere per la morte* non può prendersi cura della sua realizzazione dal momento che la morte, "in quanto possibile, non è un possibile utilizzabile o una semplice presenza, ma una possibilità di essere dell'esserci: *Seins Möglichkeit des Daseins*".»

«Tutto chiarissimo, anche il tedesco, professore. *L'essere dell'esserci*: cosa c'è di più cristallino? Però questi filosofi si sono soffermati sul suicidio, senza affrontare la questione della morte pietosa del sofferente, cioè il problema del suicidio medicalmente assistito del malato senza speranze.»

«Già, anch'io credo che quell'antico dibattito, che risale a Platone, Aristotele e Agostino, avrebbe preso un'altra piega se si fosse incentrato sul bisogno del malato di liberarsi da un corpo dilaniato dal male. Potremmo citare Küng, Jonas, Singer e i filosofi che hanno mutato il paradigma nella visione della vita umana con l'avvento della biomedicina e della bioetica, cioè di una sensibilità profonda verso la tematica dell'autoprogettualità dell'esistenza. Per esempio Vattimo e Berlin. Ma anche Rachels e Dworkin.»

Il fiume di cultura stava per sommergere Filippo, che si rifugiò in calcio d'angolo: «Ma tu che ne pensi, professore?».

«È una domanda terribile. È come domandare cos'è l'uomo. I disponibilisti, come Améry, sono diversi tra loro, ma accomunati dalla tesi secondo cui gli individui non hanno solo la disponibilità dei propri "modi d'essere", ma anche del proprio "essere" e "non essere". È la dottrina della *disponibilità della (propria) vita*. Una facoltà non solo fattuale, ma anche etica e giuridica. Mill: "Su sé stesso, sulla sua mente e sul suo corpo, l'individuo è sovrano": *Over himself, over his own body and mind, the individual is sovereign*. Nietzsche: "Vi faccio l'elogio della mia morte, la mia morte, che viene a me perché 'io voglio'". Secondo questa linea di pensiero, quindi, le persone hanno il diritto di determinare e controllare le circostanze della loro morte, così come determinano e controllano le circostanze della loro vita. Morire è, in un certo senso, la cosa più importante per una persona e, dunque, dovrebbe essere massimamente controllabile. La morte è *the most important thing*, per Charlesworth. Interferire senza sufficienti ragioni in una scelta del genere non è moralmente giustificabile, impedirla significa ledere il principio del rispetto per l'autonomia e, quindi, la dignità della persona. Sono dichiarazioni di *autoappartenenza*. Atti che rispondono a una visione *autocentrica*, *self-centered*, della vita: la mia vita è solo mia, quindi, la mia morte è solo mia: *Mein Tod gehört mir*.»

«Allora la vita è rinunciabile?»

«Da queste premesse si ricava il corollario della "rinunciabilità della vita" fondato sulla convinzione che quest'ultima sia anch'essa "oggetto di decisione" e, quindi, costitutivamente rimessa alle scelte di coloro che la vivono e che possono, in determinate circostanze, disfarsene. Arriviamo, infine, alla meta: la proclamazione del "diritto di morire" e, dunque, del "diritto al suicidio": il suicidio non solo come fatto, ma come facoltà giuridica.»

«Diritto di morire» ripeté Filippo, grave. In fondo era la tesi di Dell'Andro. Quando si parla della decisione sulla propria vita, non esiste un'opzione morale. Esiste la legge. E, cioè, la libertà. «Ma vivere non è un valore?» domandò, pensando al catechismo e alle considerazioni del padre, secondo cui la vita è un valore divino.

«È questo il punto!» esultò il filosofo del diritto, dopo aver ingurgitato l'ultimo goccio di caffè. «Secondo Foot, ma anche a parere di Mori, "buona non è la vita in sé, ma la vita buona, ossia quella con contenuti buoni". Non è il mero vivere in se stesso che ha valore, perché il valore dipende dalle esperienze buone o cattive che si fanno, mentre per l'*homo religiosus* la vita è satura d'essere e quindi buona come tale.»

«Ma quand'è che la vita è buona?» Per qualche motivo gli venne in mente Sandra, i suoi capelli biondi come il sole, gli occhi azzurri spesso persi in orizzonti lontani, le mani sottili e inquiete.

«Bisogna distinguere la "vita biologica" da quella "biografica". Si può parlare di vita buona solo per quella biografica. Con l'ulteriore conseguenza che per sapere se e quando c'è vita buona bisogna chiederlo all'interessato. La nozione filosofica e bioetica della disponibilità della vita viene presentata, dai suoi fautori, come la più coerente espressione dell'idea moderna di "autonomia": "autodeterminazione", ossia, se mi passi l'inglese pecoreccio, *the ought to be respected*.»

«Professore, mi sfuggi come un'anguilla» la buttò lì Filippo, più che altro per concedersi una pausa. Si sollevò per sgranchirsi le gambe. Se non fosse stato così in soggezione verso il suo maestro, gli avrebbe chiesto il permesso di spalancarla per bonificare l'ambiente ormai mefitico.

«Scusami, vago un po' troppo. Sono un citrullo. Ma cosa vuoi: i filosofi sono cacciatori di domande, non cercatori di risposte. Non a caso i veri filosofi sono i bambini, che tormentano i genitori con le domande più assurde.» Sorrise, con una punta di sadismo.

«Capisco, ma tu sei disponibilista o indisponibilista?» A Filippo venne in mente il volto di Alberto, scavato dalla stanchezza e dal dolore. Si parlava della vita di quell'uomo, cazzo. E della sua morte. C'era uno scarto, del tutto assurdo, per certi versi violento, tra l'astrattezza di quelle sottili disquisizioni filosofiche sul concetto di uomo e la concretezza impietosa di un uomo in carne e ossa abbandonato dalla speranza.

«Un disponibilista moderato» rispose enigmatico.

«Cioè?» cercò di stanarlo Filippo, ormai in preda alla disperazione, ma anche quasi furioso. Sembrava che il professore si divertisse a giocare con lui come il gatto con il topo.

«Io non sono cattolico, quindi non credo nella natura divina e assolutamente indisponibile della vita. Ritengo, però, che il potere di disporre rimandi a "quote crescenti di responsabilità decisionale", ossia al convincimento, per usare le parole di Eugenio Lecaldano, che lo spazio aperto dalla disponibilità vada "riempito da scelte moralmente responsabili". Del resto, come osserva Demetrio Neri, "la responsabilità è intimamente connessa al principio di autonomia ed è, anzi, una delle ragioni fondamentali per le quali il principio di autonomia si fa apprezzare sul piano morale".»

«Maestro, quando è moralmente lecito togliersi la vita e aiutare qualcuno a farlo?» Filippo era prostrato. Se non avesse ottenuto infine dal suo interlocutore una risposta chiara avrebbe gettato la spugna.

Le antenne del luminare segnalarono il pericolo e lo indussero a cambiare registro. «Io penso, insieme agli stoici e ai bioeticisti moderni, che la vita non sia disponibile in astratto, ossia illimitatamente e indiscriminatamente, ma solo in concreto, e più precisamente in determinate situazioni limite. Si può rinunciare alla vita quando, come dicevamo prima, essa non è buona, quando non può più regalare gioia, quando è svuotata di ogni valore, quando è pura sopravvivenza. E cioè quando c'è vita senza più uomo. Una vita biologica, priva di vita biografica. Vuota, silenziosa, un guscio senza polpa. Non c'è un uomo vivo, ma un morto vivente, *mort vivant*. In questi casi, morire è l'ultima speranza. È l'unica speranza. E l'aiuto del medico non è adesione alla pretesa incondizionata del malato a essere aiutato a morire, a un mero *claim right*, ma l'attuazione di una scelta autonoma compiuta da un agente razionale sulla base della valutazione della qualità della sua vita. Ricordi la frase di Kafka, rivolta al suo medico? *Mi uccida, altrimenti lei è un assassino.* Anche le frange più progressiste della dottrina cattolica ritengono, pur se non lo declamano, che ci siano situazioni in cui la vita diventa sub-umana o dis-umana, così da essere non più riconoscibile come dono di Dio. Dio non è il Sadico, ma il Misericordioso: in questi casi, quindi, il cattolico che decide di abbandonare la vita non effettua una scelta *malgrado* il suo essere cristiano, ma *in virtù* del suo essere cristiano.»

«Allora» s'infilò Filippo, illuminato dalle parole rivelatrici del professore, «è moralmente accettabile il suicidio di chi è irreversibilmente colpito da un male che produce sofferenze atroci e impedisce ogni autentica relazione?»

«La risposta è sì, mio giovane amico. In questi casi, la decisione di considerare come non buona la vita non è capriccio individuale, e cioè atto egoistico e violazione dei doveri verso il prossimo, ma risposta coerente e tribolata alla tempesta del destino. Penso a Welby, DJ Fabo, Davide Trentini. Dire no alla vita, in queste circostanze speciali, non significa dire no a Dio, ma dire no al furore devastante, cieco e assurdo del male. Ricordi Seneca?»

La solita domanda trabocchetto. Meglio confessare l'ignoranza che collezionare l'ennesima figura di merda. «No, prof., non lo ricordo, anche se mi piacerebbe.»

«"La vita, come sai, non sempre merita di essere conservata. Non è un bene il vivere, ma il vivere bene."» E ancora...» Un attimo di pausa. «"L'importante non è morire presto o tardi, ma morire bene o male. Ora, morire bene significa sfuggire al pericolo di vivere male."»

«Grande Senecone!» commentò Filippo, tra il serio e il faceto.

«Già. Un uomo adulto e consapevole è, per questo, legittimato a ritenere non più dignitosa, e quindi buona, un'esistenza diventata puro orrore. In siffatta situazione, il medico deve considerare il paziente non solo come un corpo sul quale accanirsi con tutte le pratiche rianimatorie possibili, ma come una persona nella sua interezza, con i suoi desideri, i suoi sogni, la sua personalissima concezione della vita. È una questione di libertà, di personalità, di individualità. Non esiste un'autorità alla quale sia riconosciuto il potere di tenere in vita un uomo all'infinito. *L'uomo deve essere qualcuno, non nessuno.* Ognuno deve poter vivere la fine della sua esistenza secondo il suo concetto di dignità e scegliere la sua ora, la sua morte, per lui più opportuna.»

«Opportuna» ribadì Filippo, sorpreso dall'accostamento di quell'aggettivo alla parola morte. «La "morte giusta"» precisò, pensando a Zarathustra. «Quella che viene a me perché *io voglio.* In questi casi, è moralmente lecito aiutare il percorso verso la morte opportuna?»

Il professore fu scosso da un colpo di tosse stizzita da incallito fumatore. Calibrò ogni parola, prima di rispondere. «Il suicidio medicalmente assistito e, più in generale, l'aiuto al suicidio si distinguono dal suicidio semplice, il suicidio in senso stretto, perché implicano, per definizione, una componente relazionale, ossia la partecipazione attiva di un terzo. Qualcuno ritiene che questo dato aggiuntivo sancisca un salto di qualità decisivo in termini etici e, poi, giuridici. Io non la penso così, per ragioni logiche e assiologiche: se il suicidio razionale in condizioni estreme è esplicazione di una facoltà morale, non può non esserlo anche l'apporto del terzo. Come il furtivo colpo di grazia al commilitone morente. È lecito, anzi doveroso, sottrarre l'altro al martirio. A patto che...»

«A patto che?»

«A patto che, e qui il professor Carlotti ha ragione da vendere, a patto che il terzo, chiunque egli sia, sanitario o parente, prenda atto della volontà irremovibile e liberissima dell'interessato e non la forzi o sostituisca per ragioni opportunistiche. Altrimenti è il terzo che impone la sua volontà al malato impotente e soggiacente. E questo, al paese mio, caro avvocato, si chiama "istigazione al suicidio", anzi "omicidio". Non omicidio del consenziente, ma omicidio bello e buono, della peggiore specie.»

«Grazie, professore, sei stato illuminante.»

«Ma non volevi anche un chiarimento giuridico?» domandò Grasso.

«Non ce n'è più bisogno» sussurrò Filippo.

«Te le ho proprio frantumate, eh?» alleggerì il professore, sputando il catarro nel suo logoro fazzoletto di stoffa.

«No, professore, mi hai aperto la mente. Capisco la distinzione tra diritti morali e diritti giuridici, ma mi ribello all'idea di un legislatore violento e illiberale. Dobbiamo fare in modo che umanità e legalità vadano insieme, che le distanze tra esse si riducano, anzi, si abbattano. Spiegheremo in tribunale che non può essere reato assecondare il desiderio di libertà di un uomo che soffre in modo indicibile e senza speranze. Se, in certe situazioni, il suicidio è una libertà morale e una facoltà giuridica, lo stesso deve valere per chi agisce per il bene altrui.»

«Parliamone a cena. Ti va di restare?» chiese all'improvviso Grasso. Poi, per vincere l'incertezza che leggeva in quegli occhi, sganciò la bomba atomica: «Stasera cucinerò la mia proverbiale carbonara».

Filippo si chiese se la minaccia più grave provenisse dalla conversazione giuridica notturna o dalla proverbiale pasta scotta del professor Grasso.

Quella strana curiosità lo spinse ad accettare.

Sarebbe stata una lunga notte.

28

Sandra tenne la mano ad Alberto con tenerezza fino a quando la compressa non fece effetto. L'uomo cadde, a quel punto, nella profondità del sonno artificiale. I lineamenti tornarono, come per incanto, quelli di un bambino.

Chissà quali sogni si impadronivano di Alberto in quegli scampoli di quiete. Chissà se la felicità riusciva ad accarezzarlo ancora e se lui riprendeva, qualche volta, a correre sulla sabbia bagnata dal mare. Chissà se tornava a dipingere i suoi amati insetti e ad ascoltare il suo adorato jazz.

La visione di quel volto placido la riempì di commozione. Lo baciò su entrambe le guance e rimase in contemplazione dei suoi occhi chiusi, come arresi.

Era tutto così tranquillo.

L'alba non poteva essere lontana.

29

La carbonara era venuta peggio dell'ultima volta. Una massa gelatinosa senza sapore e senza odore. Plastica cinese.

«Ti va di fare due passi?» propose il professore. «Non esco dalla mia tana da giorni.»

Filippo non poté sottrarsi neanche a questa imboscata. Accettò per deferenza, amicizia, ammirazione, ma soprattutto per curiosità. La curiosità per quei rari uomini, mai banali, che regalano sempre sorprese. Quelli che fanno succedere sempre qualcosa per il solo fatto di esserci.

Era una notte senza stelle. Piazza Cavour si offriva ai viandanti deserta, illuminata dalla luce labile dei lampioni. La sagoma solenne del Palazzaccio si stagliava nel cielo cupo.

Filippo camminava in preoccupata attesa. Arrivò a pensare che il professore gli concedesse la grazia. Naturalmente non fu così.

«Secondo te un uomo ha il diritto di suicidarsi?» chiese all'improvviso il vecchio. La voce roca riempì l'aria ferma.

«Un uomo qualsiasi non lo so, io a questo punto sì!»

«Che vuoi dire?» Grasso fece finta di non capire. Era un sornione, dotato di un'energia insospettabile.

«Voglio dire che è un'ottima domanda alle due di notte, con la pancia piena della carbonara peggiore di Roma.»

Risero, di gusto.

«Ridere del suicidio non è bello» cercò di tornare serio Grasso. Per un po' traccheggiarono.

«Non è bello neanche parlarne con un uomo morto» commentò Filippo. Un altro sorriso, ma con una piega amara.

La quiete avvolse i passi che sul brecciolino producevano un lieve stridore.

«È una questione antica» riprese Grasso, il tono flemmatico di chi sta iniziando un lungo discorso. «Nel Settecento, in molti Paesi d'Europa, tra cui la Francia e l'Inghilterra, la legge inveiva contro il cadavere del suicida: chiamava in giudizio l'essere che aveva terminato di vivere e istitutiva contro di lui un processo, condannando il suo corpo a ignominiose esecuzioni e confiscando i suoi beni. Ancora nel 1932, Altavilla, nella sua voluminosa opera sul suicidio, definisce il gesto suicidario come "illecito giuridico, non punito, ma non tollerato". Questo spiega, secondo l'illustre autore, la non punibilità di chi commette un reato per impedire al suicida di attuare il suo proposito, l'inefficacia del consenso alla propria uccisione e l'incriminazione di chi partecipa, anche omissivamente, al suicidio altrui. In parole povere, l'uomo che impedisce con la forza all'aspirante suicida di farla finita viene considerato un eroe, non un delinquente. Secondo quest'autore, il suicidio è un atto giuridicamente illecito, che non viene punito per pure ragioni di politica criminale. Il far parte di una società giuridicamente organizzata impone il dovere di vivere, il dovere di conservare intatta la propria efficienza fisiologica e il dovere di rimanere nei confini della propria nazione. Il suicidio è illecito perché viola il *dovere di essere.*»

«Un tantino fascista come approccio» commentò Filippo. Era esausto. E non capiva come quel vecchio grasso fumatore potesse essere così arzillo all'una di notte.

«Infatti il suo *Suicidio nella psicologia, nella indagine giudiziaria e nel diritto* cade in pieno Ventennio.»

«Possiamo avvicinarci ai nostri tempi?» azzardò l'alunno.

«Dopo la guerra, Filippo Grispigni inizia a parlare di "fatto giuridicamente tollerato", pur se connotato da disvalore. Manzini fa un passo avanti e definisce il suicidio come atto "giuridicamente indifferente", in quanto il diritto non si occupa delle azioni che rimangono nella sfera intima dell'individuo. Lo stesso Ravà aggiunge che se il diritto è un rapporto esterno, senza dubbio esso non può occuparsi delle azioni che si esauriscono nella cerchia della persona. Per questo l'impunità del suicidio è indiscussa, almeno sino a quando non superi il recinto dell'individualità e produca effetti nella sfera giuridica altrui.»

«Da studente, lessi che il suicidio non è un diritto, ma un fatto. Non l'esercizio di un diritto, ma l'esplicazione di un potere.»

«Sono distinguo bizantini, fumisterie, giochi di prestigio. Il potere di fare una cosa è diritto se non c'è la reazione dell'ordinamento giuridico, se, in particolare, non è prevista una sanzione. E non dirmi che non si può punire il suicida perché un morto non può andare in galera. All'obiezione, molto vecchia in verità, rispondo che non è punito neanche il tentativo di suicidio. Quindi un uomo ha il diritto di suicidarsi, e nessuno può lecitamente impedirgli di farlo con la forza. Una libertà, nel senso più puro e intimo del termine. Un atto di libertà, un diritto di libertà. Pensa allo sciopero della fame o al rifiuto di cure salvifiche. Pensa a Eluana Englaro e a Welby. Sono libertà, atti di autonomia, scelte, determinazioni volitive. Il padre di Eluana Englaro è stato autorizzato a staccare la spina da una sentenza della Cassazione. L'anestesista che ha disattivato il ventilatore che teneva in vita Welby, provvedendo alla sua sedazione fino al sopravvenire della morte, è stato assolto perché scriminato dall'articolo 51 del Codice penale: era suo diritto, forse suo dovere farlo. Non eutanasia attiva, ma desistenza terapeutica. A mio parere, una legge che vietasse e sanzionasse, in via generale, l'eutanasia passiva e il suicidio sarebbe incostituzionale per violazione dell'articolo 2 della Costituzione sui diritti inviolabili dell'uomo.»

«Allora, professore, se il suicidio è davvero l'esercizio di un diritto, perché il Codice penale, tranne casi eccezionali, punisce la cooperazione a un comportamento lecito? Perché è reato l'agevolazione del suicidio, oltre all'omicidio del consenziente?»

«Bella domanda, Filippo, sono fiero di te!»

Era un complimento o una presa per il culo? Difficile dirlo quando si ha a che fare con un personaggio sfuggente come un filosofo del diritto. Un uomo che mette insieme gli inganni della filosofia e le bugie del diritto.

«In effetti» continuò Grasso, «la legge che punisce il contributo al suicidio altrui è quella che, negli studi di logica, si definisce "un'anomalia strutturale" in quanto punisce la partecipazione a un atto di per sé non punito: è assurdo considerare "illecita" la cooperazione a un comportamento che, dal punto di vista del Codice penale, non costituisce reato. Ferri, già a fine Ottocento, si scagliava contro il paradosso di "sanzionare" un individuo che aiuti un altro a fare quello che all'interessato è consentito. Ricordo le sue parole sferzanti: "O il suicidio è giuridicamente illecito e dannoso, e allora punitelo, consumato o tentato; o lo considerate, per una o altra ragione poco importa, un atto giuridicamente lecito, e allora non si può punire altri per il sol fatto di prendere parte (senza motivi antigiuridici) a un atto lecito".»

«È il principio di non contraddizione» annuì Filippo, assorto. «Se il gesto di A è lecito» continuò, assorto «non può non esserlo anche il gesto con cui B aiuta A.»

«Elementare, Watson. È la logica. E la logica, come sai, è, prima di tutto, matematica. Anzi, è l'essenza della matematica. L'incriminazione della condotta di partecipazione, in senso lato, al suicidio non è coerente con ordinamenti come il nostro, che escludono la rilevanza penale del suicidio stesso. È la cosiddetta "obiezione madre": non è ammissibile punire chi aiuta taluno a commettere un atto di libertà.»

Il discorso stava arrivando al nocciolo. La stanchezza e l'eredità della carbonara evaporarono, quasi per magia, di fronte all'incanto di quell'avventura giuridica. Lo sguardo di Camillo Benso, conte di Cavour, collocato in alto al centro della piazza, vigilava, fiero e attento, sui due conversatori notturni.

«Ma questa obiezione vale in egual misura per l'omicidio del consenziente, per l'istigazione al suicidio e per l'aiuto al suicidio? Le eutanasie sono tutte uguali?» La domanda fu formulata con lo stesso tono deferente con cui uno scolaro delle elementari cerca dal maestro le risposte alle domande che gli appaiono insormontabili.

«Secondo alcuni, sono vicende identiche: la libertà di un uomo significa anche libertà di aiuto da parte del terzo. Libertà di ogni tipo di aiuto: attivo e omissivo, materiale e morale. Quindi, andrebbero equiparati l'omicidio del consenziente, l'istigazione al suicidio e l'aiuto al suicidio. Io non sono d'accordo. L'omicidio del consenziente è, comunque, un omicidio, perché l'atto soppressivo è compiuto da un uomo diverso dal titolare del diritto cancellato. Non si tratta di una differenza di poco conto. Non è detto che chi accetta l'intervento altrui riuscirebbe a suicidarsi. Quindi, l'incriminazione dell'omicidio del consenziente è un imprescindibile presidio a tutela della vita, imposto dall'articolo 2 della nostra Costituzione, ma anche dall'articolo 2 della Convenzione europea per la salvaguardia dei diritti dell'uomo e delle libertà fondamentali. La disponibilità della vita deve passare attraverso il mezzo dell'autosoppressione; non può bastare l'autorizzazione, magari superficiale e non meditata, della vittima. Il bene più sacro è, insomma, disponibile per mano propria, non per mano altrui: quando ad agire è l'altro, rimane fermo il principio etico secondo cui a nessuno è dato di anticipare, sia pure di un solo minuto, la morte di alcuno.»

«Fin qui è tutto chiaro. Ma perché bisognerebbe differenziare l'istigazione e l'aiuto al suicidio?»

«Ce lo spiega Seminara!»

«Semina chi?» sorrise Filippo.

«Non mi prendere in giro» rise anche l'altro. «Il grande Sergio Seminara. L'illustre pensatore spiega che chi si limita ad "agevolare" la condotta dell'interessato non può essere assimilato a chi invece "fa nascere" o "rafforza" la volontà suicidaria. L'incriminazione, con la stessa pena, nell'articolo 580 del Codice penale, delle due condotte risulta profondamente iniqua e illogica. Altri, invece, la giustificano con l'argomentazione secondo cui anche la condotta di agevolazione, pur esplicandosi all'apparenza sul piano materiale, risulta riconducibile al fenomeno istigativo per l'influenza che esercita sulla decisione della vittima, la quale trova, nella collaborazione di chi le presti il mezzo, incentivo e stimolo a togliersi la vita.»

«Non capisco, prof.» chiese aiuto Filippo, frustrato da tutti quei distinguo così sottili.

«Secondo questa tesi» cercò di spiegarsi Grasso con aria comprensiva, «chi promette un aiuto materiale finisce per istigare l'appellante al suicidio perché il proposito di farla finita nasce e diventa veramente solido solo quando si può contare sulla collaborazione materiale che renderà l'operazione più facile e meno dolorosa.»

«È la tesi di Palombi» si riscattò Filippo, che ebbe voglia di urlare per il gran colpo di fortuna di aver riletto, proprio la sera prima, la voce dell'*Enciclopedia del diritto Istigazione o aiuto al suicidio*.

«Trenta e lode, avvocato Santini» commentò il professore, allungando la mano per assestare una robusta pacca sulla spalla del giovane amico. «Seminara, il buon Seminara» continuò Grasso, «pretende di riscrivere la norma che, invece, distingue la partecipazione meramente materiale da quella anche psichica. La repressione della prima, lo ripeto, è assurda: se la Costituzione riconosce la libertà di ogni uomo di suicidarsi, non è possibile reprimere la condotta di chi fornisce un aiuto pratico all'esercizio di tale libertà. La libertà non è mai solo un fatto, è sempre, e soprattutto, un diritto. Se il vero problema è l'effettiva volontà del suicida, la sua, come dire, piena autodeterminazione, va punito solo il comportamento di chi induca, coarti o prevarichi la condotta altrui, cioè di chi, con la frode o l'inganno, provochi psicologicamente il suicidio. La mera partecipazione pratica a un fatto neutro, pienamente e autonomamente deciso da altro, è, invece, del tutto innocua sul piano giuridico.»

«Tradotto, quindi, in parole povere» dedusse Filippo, «la depenalizzazione dell'aiuto al suicidio sarebbe un doveroso adeguamento ai principi costituzionali. Penso al caso del medico che offra al paziente i mezzi e le istruzioni, da questi richiestigli, per realizzare un libero e consapevole proposito suicida.»

«Proprio così, caro Filippo. È la chiusura del sillogismo: data la premessa della disponibilità della vita che non è più vita, il sostegno pietoso al progetto di chi si sente già cadavere non può e non deve essere reato.»

«Esatto» annuì Filippo. «Ma la Corte costituzionale, con la sentenza 242 del 2019, non se l'è sentita di affermarlo.» Un altro sfoggio di cultura dell'allievo. Grasso lo metteva in soggezione, da venticinque anni. Quasi quanto il padre. Era bello, ogni tanto, ridurre le distanze che lo separavano da un simile fuoriclasse.

«Già, siamo pur sempre un Paese cattolico, un po' ipocrita» osservò, serio, il luminare. «Ci piace sentirci puri, specialmente se facciamo e pensiamo cose ignobili. La Consulta ha voluto salvare il reato di aiuto materiale al suicidio con una serie di giravolte degne di una ginnasta olimpica: il reato di aiuto non è concorso nella condotta altrui (sarebbe assurdo essere coautore di un fatto lecito), ma delitto autonomo (titolo speciale e indipendente di reato); il bene tutelato non è solo la libertà morale, ma anche, e soprattutto, la vita; la vita, disponibile solo da parte del titolare, va allora protetta da ogni condotta esterna che l'offenda; lo scopo del precetto è la tutela della vita umana sulla base dell'assunto che il suicidio è un fenomeno triste e contagioso da ostacolare. Forse un diritto individuale, ma certo un male sociale da cui la collettività deve proteggersi non in modo diretto, ma almeno in modo indiretto.»

«Una concezione negativa del suicidio?» chiese l'alunno.

«Lo ripeto, sul piano individuale un atto lecito, sul versante sociale una malattia. Francesco Mori, compilatore del pur avanguardista Codice toscano, lo dipinge come "un pessimo esempio", un doloroso fenomeno, una piega crescente, un flagello endemico e contagioso, esploso nel secondo dopoguerra. Una lezione pericolosa da cui, ripeto, il diritto si tutela non in modo diretto, bensì indiretto. È, quindi, necessario perseguire col massimo rigore tutte le cause di esso, e, in particolare, le attività dei terzi che, in qualche modo, lo provocano o agevolano. Se il suicidio è un atto da disincentivare, vanno punite tutte le condotte che lo incentivano. È logica anche questa, amico mio. Cioè matematica. Detto in soldoni: il fatto suicidario cessa di essere penalmente indifferente quando a cagionarlo concorra, insieme con l'attività del soggetto principale, anche un'altra forza individuale estranea. Come ricorda Maria Beatrice Magro, "l'articolo 580 è una tra le più ostiche disposizioni del Codice penale".»

Cosa s'era andato a scovare questo pazzo? rimuginò Filippo. Prima, riesuma il compilatore del Codice avanguardista toscano, poi infiocchetta il richiamo con il riferimento a tal Maria Beatrice vattelapesca. La notte stava galoppando. Se non fosse successo qualcosa, masticò amaro l'avvocato Santini, l'alba li avrebbe sorpresi nel bel mezzo di una dissertazione sul suicidio. Ma a quel punto, si trovò a pensare scherzosamente ma non troppo, il rischio sarebbe stato quello di un omicidio, con tutte le attenuanti del caso.

«Allora quando è lecito l'aiuto al suicidio?» Filippo sperava di venire al punto prima che il buio si arrendesse all'inizio del giorno. Non era facile, ma si poteva tentare. Grasso era una tartaruga capace del guizzo della lepre.

«Riduzione teleologica e interpretazione conforme!»

«Cioè?»

«Bisogna limitare la portata dell'incriminazione alle condotte più offensive. Qualcuno, per esempio, ha proposto di includere nello spettro della punibilità solo le condotte direttamente e strettamente connesse all'attuazione materiale del suicidio, ossia quelle in necessaria correlazione con il momento esecutivo del suicidio: l'aiuto, per intenderci, prestato nelle ultime e decisive circostanze che precedono l'atto autosoppressivo. La giurisprudenza prevalente, però, ha negato questa strada perché contraria alla portata letterale che colpisce qualsiasi aiuto, in qualsiasi momento fornito, a patto che sia rilevante. La tesi è stata sostenuta solo da una pronuncia del 2015 del giudice per le indagini preliminari di Vicenza.»

«Il giudice per le indagini preliminari no, professore. E di Vicenza per giunta! Ti adoro, ma, a quest'ora, è troppo anche per me. Pietà!»

«Capisci perché mia moglie mi ha piantato in asso? Sono insopportabile, un vecchio bisbetico e ciarlatano.»

«Scusami, scherzavo.»

«Ma no, hai ragione. Devo chiudere la bocca. Siamo arrivati ai titoli di coda: la sentenza della Corte costituzionale che ha ridotto la portata del reato inserendovi una crepa. Non ha accettato la tesi dell'incostituzionalità di tutto il delitto di aiuto al suicidio perché ha ritenuto che la relativa repressione sia ancora un presidio ragionevole al bene vita, soprattutto per le persone più deboli e vulnerabili. Tuttavia, ha ritenuto irragionevole la punizione di chi, all'esito di un preciso procedimento costitutivo, agevoli l'esecuzione di un libero e autonomo proposito suicidario di un paziente tenuto in vita da trattamenti di sostegno vitale fonte di sofferenze fisiche e psichiche intollerabili. Insomma, la Corte ha introdotto un'eccezione nella struttura del delitto con la tecnica del ritaglio.»

«Un compromesso?»

«No, più compromessi. In primo luogo, il proposito suicida deve essere espresso a seguito di un procedimento lungo e burocratico. Poi, c'è un'oscillazione insopportabile tra disponibilismo e indisponibilismo. Ne abbiamo parlato prima, ricordi? Da un lato, la Corte accoglie la tesi secondo cui non esiste il diritto di rinunciare a vivere, cioè il diritto a morire, e neanche il diritto a rinunciare a vivere con l'aiuto dello Stato o di terzi; dall'altro, afferma però che, alla luce dell'articolo 8 della Convenzione europea per la salvaguardia dei diritti dell'uomo, esiste il diritto del malato a essere liberato in modo rapido dalle sofferenze anche con l'aiuto di terzi, cioè il diritto di rinunciare alla vita attraverso una morte "medicalizzata" che egli considera meno dolorosa e più consona alla propria dignità. In un passaggio, addirittura, i giudici accennano al diritto di ciascuno di decidere come e in quale momento debba avere fine la vita. Un nobilissimo diritto di libertà.»

«Insomma, tutto e il contrario di tutto!»

«Un'ammucchiata di ingredienti, peggio della mia carbonara!»

«Addirittura!»

«Prendimi per i fondelli tu! Il terzo punto scivoloso è l'oscillare tra la morte del malato incurabile come diritto del malato, inquadrabile nella libertà di autodeterminazione, e il diritto dell'uomo alla scelta di una vita dignitosa, inquadrabile nei diritti umani nel senso più ampio e profondo. E poi non è chiaro se il malato vanti la pretesa giuridica, azionabile in giudizio, al trattamento sanitario soppressivo o se, più semplicemente, il medico sia autorizzato, ma non obbligato, all'agevolazione del percorso terminale. Insomma, per chi non ce la fa più a campare in modo umano c'è un giudice a Berlino?»

«Il vero problema» aggiunse Filippo «è che la Corte subordina l'immunità penale dell'aiutante al presupposto della dipendenza dell'aspirante suicida da trattamenti sanitari salvavita. Che vuol dire?»

«È un altro buco nero della sentenza. Massimo Rossi, uno dei difensori di Marco Cappato, ha parlato di un aspetto incostituzionale della sentenza della Corte costituzionale. Perché non dovrebbe assumere in modo rapido e indolore una dose di pentobarbital sodium anche chi, pur non dipendendo da un macchinario, sia afflitto da una malattia irreversibile e da dolori non più sopportabili? Perché quest'uomo, infelice e fonte di infelicità, dovrebbe essere costretto a subire e a infliggere ai parenti una lunga morte per fame e sete scivolando per giorni e giorni in una premortale condizione di sedazione profonda? Perché questo malato senza speranze dovrebbe addirittura fingere di avere bisogno di un supporto di ventilazione o alimentazione per coprire la condizione posta dalla Corte e abbandonarsi alla morte rapida? E perché dovremmo dimenticare le persone... già, non dimentichiamocelo mai, parliamo di persone, non di cose o di bestie... che, dipendenti o no da sostegni vitali, non sono in grado di iniettarsi da sole il veleno, neanche mordendo la pompa con la bocca come ha fatto DJ Fabo, che ha usato il suo unico muscolo attivo?»

«Ma la sentenza, allora, è un passo avanti o un passo indietro?»

«Un passo avanti, certo, ma troppo timido. E con troppi punti interrogativi. Proseguo con i perché. Perché la Corte non ha stabilito con chiarezza che il malato senza più speranze e senza più dignità ha diritto a conseguire dalle strutture sanitarie l'attivazione delle procedure necessarie per dare luogo al suicidio assistito? Perché non parlare di un diritto soggettivo pieno a una condotta attiva del Servizio sanitario nazionale? Perché non urlare, con la voce potente e definitiva della Costituzione, che l'essere umano ha diritto a una buona morte? Perché continuare a confondere, con puri artifici verbali, il diritto a morire con dignità con il diritto alla dignità nella morte? Perché non ammettere che, al di sotto di un minimo di umanità, non esiste persona umana e sfuma la stessa immagine dell'uomo? Perché non deve essere titolare di diritti proprio il morente durante il drammatico e fatale processo del morire? Perché l'uomo non deve essere considerato persona proprio davanti alla morte?»

Una pausa.

«Tu sei credente, Filippo?»

Un attimo di incertezza: imbarazzo, dubbi, distrazioni di una vita troppo affollata.

«No... non lo so.»

«Io so che non lo sono. Ma, se lo fossi, mi chiederei: perché Dio deve dimenticarsi di me proprio quando ho più bisogno di lui?»

30

«Per chi lo stai facendo?»

Era sera, le luci erano spente. Nella stanza accanto, un uomo malato giaceva immobile sul letto che da tempo era diventata la sua sola casa. A pochi metri si parlava della sua morte.

«Perché lo vuoi sapere? Non ti basta che io lo faccia?» si difese lui.

«Non mi basta. Voglio capire. Per chi lo stai facendo?» chiese di nuovo Sandra, fissandolo negli occhi.

Lui esitò, a lungo, prima di cedere a quello sguardo tentatore: «Lo farò per te» sussurrò, mettendo sulle ultime due parole un accento speciale. Si issò dalla sedia con un guizzo repentino e si posizionò alle spalle di quella dove era seduta Sandra. Ora era in piedi, le mani poggiate sulle spalle di lei. Le accarezzò i boccoli biondi e le baciò il collo delicatamente. Senza voltarsi, la donna gli prese la mano e la strinse forte tra le sue. Ma fu solo un istante. Subito dopo, abbandonò bruscamente quella mano forte e si diresse verso la finestra a passi rapidi. Finse di spiare fuori. Voleva cedere e resistere al tempo stesso, con uguale forza. Suo marito a pochi metri da loro. Ne sentiva il respiro, pesante e rassegnato.

«Mi sono convinto che è la cosa giusta» disse Filippo dopo lunghi secondi, per allentare la tensione. «Ho capito che aiutare tuo marito è un atto di libertà e di giustizia.»

Le si avvicinò. Erano attaccati alla finestra, illuminati dalle luci della strada. Il viso di Sandra adesso quasi sfiorava quello di lui. Ebbe voglia di baciarla. Aveva voglia e paura, insieme, di avvicinare le sue labbra a quelle carnose che lo chiamavano. Stava succedendo.

Poi, un rantolo dalla stanza vicina soffocò le tentazioni. Una richiesta di aiuto spiccata da una voce soffocata.

Parte quarta

L'ULTIMO VIAGGIO

31

La malinconia del crepuscolo riempiva la stanza. Era dicembre. Gli ultimi raggi di sole, filtrando, illuminavano l'ambiente e si poggiavano sugli occhi neri dell'uomo sofferente.

Attorno al letto di Alberto erano seduti il fratello Gaetano, Sandra e Filippo. Nell'aria, attesa e paura. L'elettricità che caratterizza le vigilie degli avvenimenti senza ritorno.

«Alberto, ci siamo» esordì Filippo, dopo essersi schiarito la voce con un colpo di tosse. Era difficile, molto più difficile di un'arringa in tribunale. Non c'era in ballo la vita di un criminale, ma la morte di un innocente. «Come sai, da molti mesi sto lavorando per esaudire il tuo desiderio. È stata dura, perché la burocrazia sa essere feroce anche di fronte al dolore e alla malattia, ma ce l'ho fatta. Ho lavorato giorno e notte con l'associazione Dignitas di Zurigo, insieme al suo fondatore Ludwig Amadeus Minelli, un avvocato svizzero di novant'anni, un attivista per i diritti umani che si batte da decenni per fornire assistenza per il suicidio assistito ai malati incurabili. Ho scelto Zurigo perché la Svizzera è l'unico Paese al mondo che, dal 1941, ammette il suicidio assistito anche per gli stranieri. Ho trasmesso tutti i documenti che attestano le tue condizioni sanitarie e il tuo incondizionato e ripetuto consenso. Ti avevo promesso che il tuo diritto alla liberazione dal dolore sarebbe stato soddisfatto. Oggi mantengo quell'impegno. Sono felice.»

«Quando?» chiese Alberto, sottovoce.

«Presto. Devi firmare quest'ultimo modulo. Dopo, saremo pronti.»

«Quando?» domandò di nuovo Alberto. Fremeva d'impazienza. Da cinque anni e mezzo aspettava quella notizia. Ora se ne doveva appropriare subito.

«Questa settimana sarò impegnato per un grosso processo per omicidio. Ti accompagnerò la settimana prossima. Ho già fissato la data del ricovero per mercoledì. Il giorno dopo sbrigheremo le ultime pratiche. Venerdì 22 sarà il giorno. La mattina, alle dieci.»

La notizia deflagrò come una bomba, investendo i presenti con schegge acuminate. Il giorno in cui quel cuore ferito avrebbe smesso di battere era in calendario. Due giorni prima della Vigilia di Natale.

«Scusa, Filippo» intervenne Gaetano dopo che l'onda dell'emozione si fu ritirata. «Che vuol dire "ti accompagnerò"? Voglio esserci anch'io.» Il fratello di Alberto era divorato dai sensi di colpa. Lavorava come ingegnere aerospaziale in Texas e solo di rado aveva potuto essere vicino ad Alberto durante la malattia. Silenzi e incomprensioni avevano sfilacciato il loro rapporto. Ora sentiva il bisogno di recuperare. Voleva essere parte della storia. Non è mai troppo tardi per un fratello.

«Mi dispiace, Gaetano» rispose con fermezza Filippo. «Le mie condizioni sono state chiare dall'inizio. Ricordi, Sandra, quante volte ne abbiamo parlato?»

«Certo» annuì lei, stringendo la mano del marito.

«In Svizzera andrò da solo» ribadì Filippo, una nota dura nella voce. «Ho già affittato un'auto speciale, adatta ai trasporti sanitari. Guiderò io, Alberto sarà seduto dietro insieme a un infermiere che si occuperà di tutti i suoi bisogni. Non ci sarà nessun altro.»

«Ma perché?» tentò un'ultima resistenza Gaetano, un uomo di quarantasette anni, alto e prestante, dal viso allungato e pieno. Uguale al fratello, come impronta generale più che nel dettaglio dei lineamenti. Si passò la mano callosa tra i capelli scuri e lucenti. Non voleva ancora rassegnarsi.

«Ti prego, Gaetano, lascia stare. È già tutto così difficile» mormorò Sandra, con tono di supplica.

«Permettimi di rispondere, Sandra» intervenne Filippo. «È una domanda legittima da parte di un fratello.» Attese il consenso della donna, che glielo concesse con un lieve cenno del capo. «La ragione è semplice, caro Gaetano. Per la legge italiana, accompagnare un uomo in Svizzera per un suicidio medicalmente assistito può essere un reato. E quel reato lo devo commettere solo io perché sono un avvocato capace di combattere con le armi della legge. Mi denuncerò pubblicamente e affronterò il processo in Corte d'assise. La battaglia di Alberto sarà la battaglia di tutti. Una battaglia per la libertà. E la devo condurre io. Queste sono le mie condizioni. Se non vi stanno bene, farete da soli. Vi darò tutti i contatti.»

«Ma se viene l'infermiere, perché non posso esserci anch'io?» tentò ancora Gaetano, ormai senza molta convinzione.

«L'infermiere non avrà un nome e nessuno saprà di lui. Ma non voglio familiari con cui dividere colpe e rischi.»

Gaetano provò a replicare.

«Gaetano, basta! Faremo così» ordinò Alberto, con un filo di voce. «Saluterò te e la mamma la sera prima. Non voglio abbracciarvi l'ultima volta in una clinica svizzera, voglio farlo a casa.»

32

Era buio fuori. Un manto nero, perfetto. Radi lampi squarciavano il silenzio. Erano lontani, forse venivano dal mare. Morivano in un attimo, scagliando nel nulla il mondo che avvolgeva la stanza.

Filippo si rigirò nel letto, cercando di scacciare i pensieri che lo avvolgevano come una nuvola. Ma ogni tentativo fu vano: il sonno si rifiutava di abbracciarlo. Troppe ansie incollavano i suoi occhi al soffitto scuro. Era sospeso tra due vigilie: un processo in assise per omicidio e il viaggio della morte in Svizzera. Una settimana che avrebbe segnato i destini di una giovane assassina e di un uomo disperato.

Le due attese si fondevano in un crogiolo di ansie e adrenalina.

Alla prima scheggia di luce, balzò dal letto e raggiunse la finestra che affacciava su Campo de' Fiori. La piazza, immersa nella luce dorata del mattino, mostrava attimo dopo attimo contorni sempre più nitidi e sfumature più definite. L'uomo si appoggiò con un braccio allo stipite. Restò a lungo in quella posizione. Aspettava qualcosa. Non pioveva, i fruttaroli più mattinieri stavano già allestendo le prime bancarelle. Gli uccelli avevano attaccato con il loro cinguettio e le case, illuminate dalla luce crescente, erano sempre più salde e imponenti al loro posto. Tutto era fermo, tutto cambiava. Si sentiva il respiro del nuovo giorno.

Aveva in programma la corsa al parco, come ogni martedì. Sempre a Villa Pamphilj, con il solito avversario: Carlo Manca, il vecchio compagno di banco al liceo. Una bestia di un metro e novanta, muscoli scolpiti dalle giornate in palestra. Più prestante, ma meno agile di lui. Una lotta ad armi pari, sempre sul filo del rasoio.

Uscì di casa bardato nel completo invernale: maglietta tecnica con le maniche lunghe, scaldacollo, cappuccio impermeabile e pantaloncino imbottito. Tutto in nero. Incontrò la signora del bar, già al suo posto. «Buongiorno» un saluto fugace, quasi furtivo. La commedia non poteva andare in scena in assenza dei veri protagonisti: i cagnolini.

Un ultimo respiro, lungo e profondo, e iniziò a correre, piano. Doveva riscaldarsi, per dare il meglio dopo. La corsa è matematica, non si possono sbagliare i conti. Il più piccolo errore è sempre fatale. L'ideale era, allora, raggiungere la villa al piccolo trotto: un'andatura blanda, per non stancarsi. Erano pochi chilometri, li avrebbe percorsi in un quarto d'ora, un'immersione nei luoghi più vivi della battaglia risorgimentale. Inghiottì Ponte Sisto, attraversò il Tevere imbronciato e si inerpicò lungo la salita del Gianicolo. L'incanto del panorama della città e dei colli lo stupiva sempre: l'orizzonte più perfetto dell'universo. I busti degli eroi della guerra per la libertà lo scrutavano, silenziosi e fieri, con le loro barbe ottocentesche e gli sguardi pugnaci. Raggiunse, finalmente, largo San Pancrazio. La villa era lì, la più vergine ed elegante di Roma.

Carlo Manca stava terminando gli esercizi di stretching. Era addobbato come un marziano anche lui. Un fisico esagerato che nascondeva l'animo di un adolescente.

Si salutarono con una pacca sulla spalla. Non c'era bisogno di parlare. Erano vecchi amici: si intendevano con un cenno del capo o una sfumatura nello sguardo. Il programma era stabilito, con una precisione fanatica. C'era solo da vedere chi l'avrebbe spuntata: Manca l'aveva sconfitto quasi sempre nelle ultime settimane, ma Filippo sentiva dentro un'energia speciale. Questa volta sarebbe andata diversamente.

Si poteva dare fuoco alle polveri. Due giri completi del parco: il via nel boschetto che costeggia l'auditorium, poi dritti verso il palazzo e la moschea, una svolta repentina in direzione del laghetto dei cigni, la salita verso il campo d'atterraggio degli elicotteri e poi, senza respirare, un tuffo in direzione del bistrot, per superare il ponticello ed esplorare la zona più verde e fiorita. Ogni giro sette chilometri. Per la precisione, 6,82. Un totale di quasi quattordici, ricco di saliscendi, tratti brulli e pendii boschivi lontani dai sentieri ufficiali. Un percorso difficile, in alcuni momenti insidioso. Tempo previsto: un'ora e mezza, forse una briciola in meno.

Filippo, al solito, scattò come un fulmine. La zampata iniziale era il suo marchio di fabbrica: umiliare il nemico in partenza, per gettarlo nella frustrazione. Una tattica rischiosa, un azzardo, ma a lui piaceva contraddire le regole che amava impartire al prossimo. Sapeva bene che la corsa è un allenamento alla pazienza, ma gli piaceva rischiare. Nella corsa, come nella vita. Nella vita più che nella corsa.

Il primo tratto era una placida discesa. Un inganno pericoloso, come ogni inizio troppo facile. Le Mizuno azzurre mordevano, feroci, lo sterrato. Accelerò ancora. Si sentiva bene, aveva ancora margine. Per due chilometri si impose di non guardare indietro. Doveva solo dare il massimo e tenere a distanza chi lo seguiva. Sentiva il respiro affannoso e lo scalpiccio impetuoso del buon vecchio Manca.

Cercò di distrarsi. Si corre meglio se si pensa ad altro. Si concentrò allora sugli impegni della giornata. Nel pomeriggio, si sarebbe recato a Rebibbia per incontrare la giovane donna accusata di omicidio. Vent'anni, ma la vita già finita.

Era un'assassina, certo, ma aveva ucciso per disperazione. In fondo, non aveva avuto alternative. Era stata sedotta da un uomo violento che l'aveva vessata e umiliata. Gli abusi erano continuati anche dopo la notizia della gravidanza. Calci, pugni, schiaffi, umiliazioni. Era stata segregata in casa. Prima o poi sarebbe morta, insieme al bambino. Quel maschietto non avrebbe visto la luce. Al culmine della disperazione aveva afferrato un coltello e, sorprendendolo nel sonno, aveva pugnalato il suo aguzzino al collo e al petto, fino a ucciderlo. Un processo difficile. Unica via d'uscita la carta della legittima difesa. La legittima difesa anticipata, un istituto complicatissimo e osteggiato dalla giurisprudenza.

Filippo ne aveva assunto il patrocinio pur sapendo che quella ragazza disgraziata non avrebbe mai potuto pagarlo. L'aveva difesa con dedizione e passione. Gli piaceva ancora sposare una causa per un'idea di giustizia non corrosa dai soldi e dagli interessi. Suo padre lo chiamava, con tono sprezzante, l'"avvocato dei poveri", ma per lui era un complimento. Difendere la giustizia è un'avventura rara. Per la stessa ragione aveva dedicato l'ultimo anno di vita e di lavoro alla libertà di Alberto Martinelli: una battaglia nobile per la difesa di ciò che è più profondamente umano, la dignità.

Naturalmente l'avvocato Santini, nella sua ormai lunga carriera, non aveva potuto sottrarsi ai compromessi e agli inganni che popolano le aule di tribunale. Del resto, non avrebbe neanche potuto arrivare a fine mese se non avesse imparato a usare le menzogne del diritto per far assolvere ladri, imbroglioni e assassini. Aveva sfruttato mille volte l'imperfezione della macchina della legge, l'importanza delle bugie e la lusinga del dubbio. Sapeva, in definitiva, di essere una canaglia, e proprio per questo amava respirare il vento fresco dei casi puri. Come quello di Alberto Martinelli. Certo, l'attrazione per Sandra era stata un detonatore spaventoso, ma da sola non sarebbe bastata.

Cosa sarebbe successo dopo quel viaggio in Svizzera? Si sarebbe sentito un assassino? O avrebbe continuato a pensare di essere un uomo giusto?

Cercò di liberare la mente dai pensieri che la pervadevano. Lo aspettava la salita che dal laghetto conduce al campo di volo del parco.

Filippo controllò l'orologio. Il Garmin segnalava cinque minuti al chilometro, dodici chilometri all'ora: un'andatura indiavolata per quel percorso brullo, punteggiato da continue variazioni altimetriche. Ordinò comunque alle gambe di accelerare. Incoscienza, pazzia o calcolo? Sicuramente pazzia, e della peggior specie. Le scarpe tecniche calcarono il terreno pietroso per penetrarlo ancora di più, riducendo al minimo il tempo di permanenza delle suole sulla superficie.

Si impose di non controllare ancora la distanza tra lui e l'avversario. Carlo doveva essere lontano, non se ne sentiva più il respiro e neanche i passi pesanti.

Ora aveva superato il ponticello che sovrasta l'Olimpica. Adocchiò il profilo del Cupolone, velato dalle nuvole che lo ammantavano d'incertezza. Accelerò ancora: quattro minuti e cinquanta secondi al chilometro. Era vicino alla soglia di resistenza. Decise di ignorare il campanello d'allarme. L'ombra che lo seguiva doveva evaporare. Il capo penzolante, i pugni chiusi, il respiro rantolante, le braccia che mulinavano, i muscoli contratti. Tutte le fibre erano impegnate nello sforzo.

Filippo si proibì di inquadrare l'orologio: il controllo dei tempi può essere uno strumento di tortura. Stava costeggiando il tratto più lussureggiante del parco. Si perse nella poesia della natura, nel verde del prato scosso dal vento e nei profili degli alberi che si inerpicavano verso il cielo.

A quel punto, per puro istinto, girò gli occhi per intercettare il compagno. Era una macchia piccola e lontana. Arrancava a duecento metri da lui, forse di più.

Filippo fu invaso da una gioia che si tramutò in malinconia al pensiero, che lo colse improvviso, di quell'uomo bloccato a letto da un tempo immenso. Fu abbrancato da un senso di colpa. Un sentimento incongruo, ma veemente. Lui correva come una lepre a caccia della vittoria, mentre Alberto non poteva neanche immaginare di fare un passo. Era terribile. La vita non è scienza esatta e armonico equilibrio, ma le asimmetrie devono pur conoscere un limite. Quella creatura sfortunata avrebbe pagato qualsiasi cifra per liberare il proprio corpo dal giogo dell'immobilità e lanciarlo in una corsa sfrenata. Gli sarebbe bastato farlo una volta sola. Poi, sarebbe morto felice.

Invece no, Alberto Martinelli avrebbe lasciato questo mondo senza l'ultima gioia. La settimana successiva, Filippo lo avrebbe accompagnato verso la morte. L'ultimo viaggio. S'era impegnato, l'aveva preteso: avrebbe guidato la macchina fino a Zurigo. Ma continuava a chiedersi se avrebbe avuto davvero il coraggio di scortare Alberto verso il luogo del destino, o se si sarebbe tirato indietro all'ultimo momento, con una scusa qualsiasi. Presto, l'avrebbe scoperto anche lui.

Il primo giro era finito. Un altro sguardo furtivo: il rivale era ancora più lontano. Un puntino minuscolo, quasi indistinguibile. Filippo sentiva che stava portando il fisico verso il punto di rottura, ma non riuscì a rallentare. Percepiva le vibrazioni del corpo, il rumore dei passi, i palpiti del cuore, il sudore sulla pelle. Godeva della sua sofferenza. Ripercorse la via del laghetto, il campo di elicotteri e lo sterrato verso il bistrot. Volava, leggero e indomabile. Si sentiva invulnerabile, la fatica non lo lambiva neanche da lontano. Raggiunse il ponticello e con falcate decise si avviò per il tratto ascendente.

A quel punto successe. In fondo, lo sapeva che sarebbe accaduto, ma aveva voluto negarlo a sé stesso. Proprio nel tratto più arcigno la stanchezza gli presentò il conto. E, come sempre, lo fece a modo suo, senza avvisare. Non una stilettata, ma una marea subdola. La strada da percorrere gli sembrò a quel punto infinita, ogni gesto un'impresa, ogni respiro un rantolo. Non era ancora il muro del maratoneta, ma la campana sinistra che lo annunciava.

Anche in quel momento di crisi, la sua testa era riempita dal viso di Sandra, dal suono della sua voce, da quel bacio mancato, dal viaggio in Svizzera che avrebbe fatto per lei. Il pensiero della donna gli dette nuova forza. Provò a resistere. Doveva farlo, in qualche modo anche per quei capelli biondi e quegli occhi azzurri. Forse era una crisi passeggera. Non ci credeva fino in fondo, ma provò a illudersi. Mulinò le braccia per sciogliere i muscoli e cercò di respirare in modo più regolare. Niente da fare, i dolori aumentavano. Dopo cinque minuti si voltò: il profilo di Carlo era più grande, ma ancora a una distanza di sicurezza.

Doveva calmarsi: mancava poco. Due chilometri, forse meno. La salita verso il ponte, il lungo tratto rettilineo, il giro del laghetto, poi il campo di atterraggio, per arrivare al tratto che costeggiava la villa vicino al traguardo.

Aveva quasi recuperato la calma quando la crisi divenne impietosa. Le gambe rigide come blocchi di cemento, i polmoni a caccia d'ossigeno e gli occhi appannati lo informarono che era arrivato il muro del maratoneta. Il prezzo da pagare per quella partenza scriteriata.

Poteva solo rallentare per ridurre il rischio. Con la coda dell'occhio intravide la sagoma del nemico. Rabbrividì. Carlo era gigantesco. Era vicino, terribilmente vicino. Cinquanta metri, forse quaranta. Il rumore delle suole che pestavano rocce e pietre ora squarciava l'aria. Sentiva anche il suo respiro, regolare e potente.

Filippo stabilì che non si sarebbe voltato fino all'arrivo. Ora costeggiava il marmo bianco del palazzo seicentesco circondato da statue eleganti e preziose fontane. Meno di cinquecento metri, ma in salita. Un'ascesa leggera, ma costante. Una pessima conclusione per un atleta in crisi di muscoli e d'ossigeno.

I metri erano ormai duecento. Il rumore che lo braccava alle spalle era un insieme di suoni indistinti che ogni secondo cresceva d'intensità.

L'avversario era quasi al suo fianco.

Cinquanta metri. L'arco del piazzale lo fissava da vicino. Lanciò un'occhiata al bestione: era enorme, minaccioso, sul viso un ghigno beffardo. Però gli occhi erano spenti, ansimava come un moribondo. Era in crisi nera anche lui. La gara era di nuovo ad armi pari: avrebbe vinto il più caparbio.

Venti metri. Un ultimo sforzo, sostenuto solo dai nervi. Le ultime falcate. Non più di tre passi li separavano dal traguardo. Li scandirono insieme e toccarono il muro nello stesso istante, prima di accasciarsi al suolo.

Avevano vinto tutti e due.

33

Dall'unica finestra della cella trapelava solo uno scorcio. Della vita che palpitava fuori si percepiva un'eco lontana. Il carcere era umidità soffocante d'estate, gelo nelle ossa d'inverno. Tutto aveva il sapore del ferro nelle viscere: i mestoli che prelevavano la brodaglia dal pentolone, le grate delle finestre, le brande arrugginite, i passi delle sentinelle.

La giovane donna si soffermò sulle formiche che imbastivano processioni geometriche sul pavimento. Durante i lunghi giorni di detenzione aveva imparato ad amare la perfezione semplice delle loro forme, i movimenti armonici, la sete di ricerca. Quegli esseri, che un tempo avrebbe considerato repellenti, ora, guardati da vicino, con gli occhi di chi non ha più niente e non è più nessuno, mostravano un'armonia assoluta. Erano i suoi compagni di cella, in fondo l'unica cosa bella tra quelle mura. Non si sentiva diversa da loro, costretta com'era a camminare avanti e indietro in quel luogo freddo e solitario. Deposti il senso d'onnipotenza e la smania di divinità che lo divorano, l'uomo trova preziosa l'unicità di ogni forma di vita.

Avvertì i passi pesanti della guardia. L'avvocato Santini l'aspettava in parlatorio. Il secondino le ordinò di seguirlo.

Vedendola arrivare, Filippo si alzò di scatto per avvicinarsi e si sedette di fronte a lei.

Durante l'arringa di due giorni prima aveva chiesto l'assoluzione per legittima difesa. Una legittima difesa anticipata, ma necessaria. "Inevitabile", per usare le parole del diritto. Per quanto non fosse attuale al momento dell'omicidio, il pericolo si sarebbe concretizzato con certezza assoluta dopo il risveglio. Siccome la violenza era una pratica quotidiana e crescente, quel coltellaccio insanguinato era l'unica via di salvezza. "Legittima difesa anticipata per un pericolo non attuale, ma inevitabile": questa la formula magica. Una strada difficile, però, visto che solo di rado la Cassazione aveva allargato in quel modo le maglie della legge.

Filippo Santini era, comunque, un tattico, come ogni legale che si rispetti. Aveva chiesto l'assoluzione per legittima difesa per puntare almeno all'attenuante della provocazione e, quindi, al minimo della pena. Con un po' di fortuna, Maria avrebbe spuntato la libertà provvisoria. A suo favore giocavano la giovane età, la gravità degli abusi subiti, la disperazione, la notizia della gravidanza e, soprattutto, la difesa della vita che serbava in grembo.

Nella replica del mattino successivo Filippo avrebbe calato la carta a sorpresa: l'infermità mentale. Al momento dell'omicidio, la giovane non era più in lei. Era sempre stata una ragazza rispettosa, tranquilla, ubbidente: la ferocia del gesto si poteva spiegare solo con il sonno della mente. Il presidente della corte era un brav'uomo. Dietro quegli occhi vivaci e navigati, si celava un magistrato ragionevole.

«Allora, avvocato?» Nella voce di Maria, trepidazione. Sullo sguardo il velo della stanchezza. In quegli occhi verdi, bellissimi, speranza, paura, attesa.

«C'è da aspettare, cara Maria. Domani farò una breve replica, poi i giudici si ritireranno in camera di consiglio per il verdetto.»

«Quanto ci vorrà?»

«Non lo so. Poche ore o molti giorni. Non ci sono certezze.» La voce era contrita, come se l'attesa fosse colpa sua.

«Ci sono speranze?» tornò alla carica la ragazza.

«Non posso fare previsioni. Però...»

«Però? Sarò condannata?» lo braccò lei.

Era affascinante, con quell'aria sbattuta e disordinata. Non era difficile indovinare dietro l'aspetto spaurito da pulcino la fierezza che l'aveva portata a uccidere. Le sopracciglia lunghe facevano da cornice a occhi calmi e dolci, capaci però di diventare, in un istante, duri e determinati. Non era una donna: era dinamite.

«Tutto è possibile: l'assoluzione e la condanna. Il massimo della pena e la scarcerazione immediata. Presto ascolteremo la verità della corte.»

«Che vuol dire la verità della corte?» sussultò Maria, avvicinandosi fin quasi a sfiorare il volto dell'avvocato. Una cascata di capelli lunghi e neri precipitava sul viso, creando una dissonanza con il bianco dei denti. «La verità è una sola. Ho ucciso per difendermi. Ho ucciso per continuare a vivere. Ho ucciso per rimanere donna.» Le labbra della giovane erano morbide e ben disegnate. Quando lei le dischiuse, l'avvocato non poté fare a meno di soffermarvisi.

«Sarebbe bello se fosse così, cara amica mia. Ma nei tribunali, come nella vita, non c'è "la verità", ci sono "le verità". Sia io che il pubblico ministero abbiamo raccontato storie diverse. Abbiamo detto alcune verità e molte bugie. È inevitabile che questo accada, visto che la verità non sembra mai vera: bisogna sempre abbellirla con un bel mucchio di fandonie. Vediamo cosa ne penserà la corte.»

«Ma...» la donna resisteva: pretendeva certezze che lui non poteva darle.

Anche nel caso di Alberto, nessuno avrebbe potuto rispondere alle mille domande che agitavano l'avvocato Santini. Sarebbe stato un assassino? O il salvatore? O tutte e due le cose? E come sarebbe andato a finire il processo che lo aspettava?

«Basta, Maria. Inutile tormentarsi.» Le poggiò la mano

sulla spalla. «Il presidente è un brav'uomo e io ho ancora una carta da giocare» aggiunse sibillino.

In quell'istante una guardia si avvicinò e gli bisbigliò qualcosa all'orecchio. Il tempo era scaduto. Filippo doveva tornare in studio, per preparare la replica. Poi, avrebbe pensato alla Svizzera... e a Sandra.

34

La frontiera era ormai alle spalle. Alberto non avrebbe più rivisto l'Italia. Una legge ingiusta lo costringeva a morire lontano da casa. Stava scappando dal suo Paese come un delinquente costretto a espatriare per sfuggire alla galera. La libertà si chiamava Svizzera.

Qualcuno l'aveva definito "turismo della morte". Per Filippo, invece, era turismo della libertà. Una clinica di Zurigo li aspettava per garantire ad Alberto il diritto a una morte giusta. E giusta è la morte opportuna. Non una morte buona, dignitosa, dolce o serena, gli aveva ripetuto Alberto, ma opportuna. Opportuno è il moto che spinge verso il porto, il solo luogo dove è possibile un riposo sicuro. La morte deve tenere fede al modo in cui abbiamo voluto vivere. Alberto si sarebbe iniettato la dose letale di pentobarbital sodium con l'unica parte del corpo che ancora funzionava, la bocca. Sarebbe stato di nuovo, per l'ultima volta, soggetto, non oggetto; strumento della sua volontà, non di quella degli altri.

Nel corso di tutto il viaggio era caduto tra loro un silenzio surreale che sapeva di imbarazzo, di tristezza e di immobilità. Era come se entrambi sapessero, sulla base di un'intesa tacita, che ogni parola avrebbe sporcato la grandezza del rituale di morte. Durante quelle ore Filippo aveva pensato ai suoi ultimi processi, al filo rosso che li univa e ne sanava le diversità. Quel filo rosso era la pietà. I giudici avevano condannato Vito Cascella e assolto per infermità mentale Maria Carcione per la stessa ragione: la solidarietà verso i deboli e gli oppressi. Come avrebbe operato questo sentimento nel processo per aiuto al suicidio che lo aspettava? I suoi giudici lo avrebbero considerato il caritatevole o il carnefice, il tutore dei deboli o il portatore della forza, il delinquente o la vittima? Difficile dirlo, impossibile.

«Sei sicuro che sia la cosa giusta da fare?» Filippo ruppe all'improvviso la legge dell'omertà. Il tempo stava scadendo.

«Sì» rispose con un filo di voce Alberto.

Era seduto su una postazione speciale, al fianco di un infermiere senza nome che si occupava di curarlo, idratarlo e aiutarlo nell'estrazione delle feci dall'ano paralizzato.

«Giusta» aggiunse dopo alcuni secondi, gli occhi assorti di chi esplora mondi lontani. Parlare gli procurava sempre più fatica: la debolezza del corpo fiaccato dalla malattia corrodeva anche le corde vocali.

«Non hai paura di morire?» gli chiese.

«Sono già morto.» Ghiaccio nella voce.

In quel momento Filippo si sovvenne di una scena del film spagnolo *Mare dentro*. Un dialogo tra un malato tetraplegico che si batte in tutti i tribunali del Paese per conquistare il suicidio assistito e un prete, anche lui tetraplegico, che va a fargli visita. Dice il sacerdote: "Una libertà che elimina la vita non è libertà". Risponde Ramón: "Una vita che elimina la libertà non è vita". Quella scena l'aveva colpito nella sua qualità di avvocato, alle prese con il mistero del diritto e la favola della giustizia. Perché i dottori della legge italiana negavano proprio quella libertà che avrebbero dovuto custodire in uno scrigno come il gioiello più prezioso? C'è un passaggio del Vangelo secondo Luca in cui si dice: "Guai anche a voi, dottori della legge, che caricate gli uomini di pesi insopportabili, e quei pesi non li toccate neanche con un dito".

«Libertà per me e per la mia famiglia» aggiunse, ispirato, Alberto. «Io finirò di soffrire. Loro torneranno a vivere... *Sandra* tornerà a vivere» aggiunse con una sfumatura particolare nella voce. Era una strana complicità, una sfida, una sottile allusione. «Sandra ha sofferto molto. Ora merita di essere di nuovo felice. Capisci, lo merita!» Ancora quel tono di sfida, questa volta più esplicito.

«Certo» commentò Filippo, trafitto dal dubbio.

Alberto sapeva del sentimento che lui provava per Sandra? Sospettava anche di lei? Eppure non era successo nulla: entrambi s'erano trattenuti dal compimento di un passo, anche piccolo. Neanche un bacio, nemmeno un contatto fugace tra le labbra. L'aveva sognato, era stato vicino, vicinissimo. Anche lei, pensava Filippo, lo aveva desiderato, con quell'ardore dipinto nell'azzurro luminoso degli occhi. Però entrambi avevano rinunciato. Sarebbe stato crudele infliggere una nuova sofferenza a un uomo già crocifisso dal destino.

La tensione era palpabile. La disperazione forse acuisce la sensibilità dell'uomo. Forse Alberto aveva capito tutto. Era quasi cieco, ma l'anima vedeva lontano. Forse sapeva, di sicuro sospettava. Non era geloso, non ne aveva motivo. Voleva solo morire tranquillo.

«Promettimi che ti occuperai di lei.»

35

«Ciao, Gaetano, come stai?» domandò Alberto.

«Bene» mentì il fratello, soffocato dalla commozione. «E tu?»

«Sto bene, è arrivato il momento.» Nella voce un sussurro leggero, forse un anelito di libertà. Non era paura, ma attesa.

«Sei sicuro? Puoi cambiare idea fino all'ultimo» replicò Gaetano, senza convinzione.

«Tranquillo. Sto bene. Ti bacio. E tu bacia la mamma. Non voglio parlarle, perché si emozionerebbe troppo. E non voglio parlare neanche con Sandra e Francesca, perché mi emozionerei troppo io. Sei tu l'ultima persona che ascolterò in vita mia.»

Il silenzio del commiato li sovrastò.

«Filippo, mi sento in colpa, ho sbagliato tante cose con te. Sono stato debole ed egoista. Perdonami, ti prego.»

«Zitto, ti ho già perdonato da tempo.» E poi aggiunse, piano, le sue ultime parole: «Ti amo, fratello mio».

36

Sandra dette un'occhiata all'orologio. Era quasi l'ora. La lancetta dei secondi stava percorrendo l'ultimo giro. L'amore della sua vita stava morendo. Tra pochi secondi, il padre di sua figlia non sarebbe stato più un uomo.

S'erano promessi amore eterno, tanti anni prima, ma il suo futuro sarebbe stato senza di lui. Che donna sarebbe diventata? Avrebbe avuto la voglia e la forza di ricominciare?

Pochi secondi alle dieci. «È ancora vivo, lo sento» si disse, come per rassicurarsi, come se quei secondi fossero eterni, e decisivi.

Chiuse gli occhi. Il buio, poi una luce improvvisa, e abbagliante. Li riaprì. «È morto» esclamò.

37

Filippo mise l'ennesima firma. Le carte della burocrazia della morte erano a posto. Si sentiva vuoto. Le ultime settantadue ore erano state più lunghe di tutta la sua vita precedente. Il direttore gli consegnò l'urna con le ceneri con la stessa freddezza con cui si può consegnare un pacco postale.

Tutto era pronto per il viaggio di ritorno.

38

Le dieci del mattino del 27 dicembre

Nello slargo davanti alla chiesa una folla composta si stringeva alla bara di Alberto. Sandra, Francesca, la madre, il fratello, gli amici, i colleghi dell'università, gli allievi. Erano tutti raggruppati, un grumo umano compatto che nell'unità cercava la forza. In disparte, chiuso nel silenzio della solitudine, l'avvocato Santini, il bavero del cappotto alzato per proteggersi dalle folate di vento gelido.

Il rifiuto del vicariato aveva costretto la famiglia a organizzare un funerale laico. Stringata e implacabile la motivazione del diniego del rito religioso: "Per la Chiesa Cattolica il suicidio *è contrario all'amore del Dio vivente* e rappresenta un'offesa all'amore del prossimo, perché spezza ingiustamente i legami di solidarietà con la società familiare, nazionale e umana, nei confronti delle quali abbiamo degli obblighi. Se è commesso con l'intenzione che serva da esempio, soprattutto per i giovani, il suicidio si carica anche della gravità dello scandalo. La cooperazione volontaria al suicidio è contraria alla legge morale, come si legge nel Catechismo della Chiesa cattolica".

Sandra aveva pianto e protestato. Certo, per la stessa ragione il cardinal Ruini aveva già negato a Piergiorgio Welby le porte di Dio. Ma, dopo, la pietà era prevalsa per DJ Fabo e per altri. Perché, allora, tornare all'oscurantismo, alla condanna morale e all'impietosa punizione? In fondo, la storia di Fabiano Antoniani era identica a quella di suo marito: il suicidio assistito in Svizzera di un malato senza speranza. In quel caso, però, il parroco, d'accordo con il vescovo, aveva applicato la deroga ammessa dalla legge cattolica, "quando gravi disturbi psichici, l'angoscia o il timore grave della prova, della sofferenza o della tortura possono attenuare la responsabilità del suicida".

Invece al professor Alberto Martinelli la preghiera del Signore era stata negata. Un'intera vita di fede e di carità annientata dalla decisione di un malato di abbandonarsi alla morte.

"Il defunto non era trattenuto in vita da trattamenti di sostegno vitale" si era mormorato negli ambienti vicini al Vaticano. "Ma il cuore di Gesù può cessare di battere per una distinzione burocratica?" si tormentava Sandra. La legge di Dio può essere ingiusta come e più di quella degli uomini? Può essere negata la carezza del bambino proprio ai deboli e agli afflitti? La morale suprema non significa, prima di tutto, consolazione per chi tribola oltre i limiti delle forze umane?

Il parroco s'era anche lamentato dell'intervista ai giornali con cui l'avvocato Santini s'era autodenunciato, trasformando una tragedia privata in scandalo pubblico.

«Un pessimo esempio, che potrebbe essere contagioso» aveva sibilato il vecchio prelato, pingue e calvo. «La Chiesa non può essere il megafono di battaglie contrarie alla legge di Dio. Il suicidio è una malattia morale da prevenire in tutti i modi, non un gesto da salutare e incoraggiare.»

Sandra aveva avuto la tentazione di indirizzare una lettera pubblica al papa per gridare la sua indignazione. Poi aveva rinunciato. Era stanca di combattere. Non importava più, ormai. Importava solo il saluto ad Alberto. Importavano solo gli sguardi e gli abbracci commossi di chi gli aveva voluto bene. Importavano solo gli occhi azzurri di sua figlia, smarriti, e tuttavia fieri.

Era una giornata tersa, ma fredda.

Molti dei presenti avevano pregato per Alberto, durante la messa della Vigilia, in quella stessa chiesa che ora, a pochi metri, era stata negata a un uomo sfortunato.

Due ragazzi con la chitarra intonavano canti sacri, come in una funzione religiosa. Grazie alla risonanza che televisioni, social e giornali avevano riservato alle dichiarazioni di Filippo, c'erano anche militanti radicali, volontari, attivisti, politici, esponenti dei movimenti *pro choice*, cittadini comuni, i compagni di scuola di Francesca che l'abbracciavano forte, tutti insieme.

Gli uomini e le donne erano radunati sotto il palco, dove era stato adagiato il feretro. Tanti anche i fedeli, sconcertati dalla scelta della curia, che si erano uniti alla folla laica applaudendo all'arrivo di Alberto e rivolgendo alla Chiesa un coro di "vergogna".

Accanto alla bara, l'anziana madre, rimasta seduta su una seggiola con la mano poggiata, durante l'intera cerimonia, sul legno. Una donna minuta, i capelli bianchi raccolti e gli occhi impietriti. La sofferenza aveva trasformato una persona ancora battagliera in una vecchia attraversata da rughe infinite.

Alla fine, la signora Enza ebbe la forza di ringraziare i presenti dal microfono posizionato sul palchetto improvvisato. Debole la voce, e traboccante di dignità: «Questo è stato un Natale come Alberto non se lo sarebbe mai immaginato. Un Natale di gioia, dato che lui adesso è davvero libero dopo tanta e inumana tribolazione. Certo, io soffro, soffro in modo atroce. Soffro perché una madre non può sopravvivere a un figlio. La lingua italiana classifica con le sue parole la condizione di chi perde un genitore, un marito o una moglie, ma non contempla quella di chi perde un figlio. Nessuna lingua del mondo prevede un vocabolo che si adatti a una donna, come me, che piange la perdita del suo sangue. Da vecchia professoressa di italiano, vi dico che questo accade perché la lingua regola la realtà, la normalità e l'umanità. Per questo si rifiuta di considerare la condizione più irreale, più anormale e più disumana. La mia condizione. La condizione della mamma di Alberto Martinelli. Già, perché io sono ancora la mamma di Alberto Martinelli e lo sarò sempre, fino all'ultimo dei miei giorni.

Cari amici miei, cari fratelli, cara Sandra, cara Francesca, caro Gaetano, io soffro più di quanto riesca a dire e più di quanto voi possiate pensare. Soffro anche perché ad Alberto sono state sbarrate le porte di questa chiesa che lui ha frequentato per tutta la vita, dove è stato battezzato e dove ha preso la Comunione. La chiesa in cui ha sposato la sua Sandra. Avevo imparato, proprio in questo luogo sacro, che solo Dio ha il potere di giudicare gli atti di un sofferente, ma evidentemente non è così, non è sempre così. Il funerale, quel funerale concesso a mafiosi, camorristi e spietati assassini, è stato negato a un uomo di fede. Un uomo la cui unica colpa è stata la sfortuna. Dittatori e criminali hanno avuto ciò che ad Alberto Martinelli è stato negato. Ma non è questo il luogo né il momento delle polemiche. Io perdono il vescovo e il parroco. E perdono tutti gli uomini della curia che hanno concorso a questa crudele decisione. Li perdono perché la misericordia di Dio è sicuramente più grande di quella del vicariato di Roma. Li perdono perché Alberto avrebbe voluto così. Li perdono perché lui, adesso, è felice. Li perdono perché è meraviglioso essere qui con tutti voi che avete voluto bene al mio piccolo Alberto. Li perdono perché siete tutti bellissimi».

39

«Non puoi chiedermelo!» urlò il vecchio.

Erano a casa del padre di Filippo. Una casa rimasta ferma nel tempo e gonfia di ricordi. L'uomo rifiutava domestici e cameriere. Il risultato era un senso di abbandono e di disordine che aleggiava dappertutto, insieme alla tristezza che si respira nei luoghi in cui abita solo il passato.

«Perché?»

«Lo sai.» La voce era metallo. Nessun appiglio a cui aggrapparsi.

«Voglio sentirlo dalla tua bocca» insisté Filippo. «Voglio guardarti in faccia mentre me lo dici.»

«Hai ucciso un uomo. Non è una ragione sufficiente?»

«E non sono più figlio tuo per questo?»

«Purtroppo lo sei ancora... purtroppo...» La voce s'era fatta bassa, quasi tenebrosa. «Mio figlio ha ucciso un uomo.» C'era angoscia in quella constatazione. Non era trasalimento, era molto di più.

«Ma me l'ha chiesto lui! Mi ha implorato un uomo disperato che non voleva più vivere. E lo ha fatto non una volta, ma cento, mille volte. Per lui ogni respiro era una tortura, ogni secondo una tragedia, ogni giornata una discesa verso l'inferno. Questo non conta?»

«Questo non conta!» urlò suo padre sbattendo il pugno sul tavolo con tutta la forza che la vecchiaia gli aveva lasciato. «La vita non è nostra! La vita è di chi ce l'ha data. Di chi ce l'ha regalata! Solo Lui può togliercela, quando e come vuole.» Fissò il soffitto, per alcuni, infiniti secondi. «La vita umana è sempre sacra. Sempre, in tutte le sue fasi e a ogni età. È sacra perché fin dal suo inizio comporta l'azione creatrice di Dio e rimane sempre in una relazione speciale con il suo Creatore, suo unico fine.»

«Ma, papà, la vita è sacra fino a quando è vita. Ci sono situazioni in cui la vita diventa pura meccanica. Ciò accade quando non c'è più la persona, non ci sono più i sentimenti, non c'è più la libertà. Pensa al caso Englaro. Eluana Englaro era in coma irreversibile da anni. Quella era vita? Parliamo ancora di una persona?»

«Non mi citare quel caso, ti prego. Se abbiamo l'onestà di chiamare le cose con il loro nome, dobbiamo qualificare la morte di Eluana come un semplice omicidio. Lei non è morta per la patologia che l'ha colpita, ma a seguito della sospensione del sostegno vitale. La ragazza è morta di fame e di sete. E la cosa più grave è che non l'ha chiesto neanche lei, ha deciso il padre al suo posto.»

«I giudici hanno stabilito che Eluana non avrebbe accettato di vivere in quelle condizioni.»

«Ma quando si tratta di morte il consenso deve essere reale, non presunto. Tu te la sentiresti di affermare che chi impone un rapporto sessuale a una ragazza completamente ubriaca non è responsabile del reato di violenza carnale solo perché lei avrebbe detto di sì se fosse stata sobria? In quella vicenda ci sono stati due obbrobri: il primo, l'eutanasia; il secondo, l'assenza del consenso. Un'eutanasia imposta: un orrore doppio.»

«Non ti sembra di essere troppo drastico? Il padre ha combattuto una battaglia nobile per la difesa della libertà. La libertà di noi tutti. E la sentenza della Cassazione che l'ha autorizzato è la pagina più coraggiosa della nostra giurisprudenza.»

«Non discuto la buona fede e neanche la forza d'animo dell'uomo. Un uomo straordinario. La verità oggettiva, però, è un'altra.»

«Quale?» chiese Filippo.

«La verità è che, da quando in Italia è stata abolita la pena di morte, per la prima volta lo Stato, con fredda intenzionalità, ha tolto la vita a un essere umano.»

«Ma nel mio caso Alberto era perfettamente cosciente e ha chiesto di farla finita» osservò Filippo con convinzione.

«La vita è sacra» reagì l'altro, alzando la voce. «Te l'ho ripetuto al telefono fino allo sfinimento, anche il giorno prima del tuo folle viaggio in Svizzera. Ma tu niente! Testardo come un mulo, hai deciso di romperti la testa. E ora cosa vuoi da me? Cosa vuoi da questo povero vecchio?»

«Ma papà...» lo supplicò il figlio.

«La vita è sacra» ripeté il padre, lo sguardo perso nel vuoto.

«La vita di ogni creatura vivente?» domandò Filippo, pensando ai suoi cagnolini. «Perché, allora, nessuno si scandalizza per l'eutanasia che viene praticata ogni giorno a cani e gatti vecchi e malandati? Siamo sicuri che i padroncini lo facciano per amore e non per liberarsi da una bella rottura di coglioni?»

«Lascia stare gli animali. Io li adoro come te e la tua povera mamma, ma la vita umana è diversa e originale perché creata da Dio a sua immagine. Tu hai violato il quinto comandamento: *Non uccidere*.»

«Il comandamento dice: "Non uccidere", non dice: "Non commettere omicidio". Quindi non esclude gli animali. Gli animali sono esseri innocenti verso i quali l'uomo ha dei doveri e delle responsabilità: non ha il potere di creare la loro vita, non ha il potere di toglierglielа.»

«Lasca stare gli animali, te lo ripeto. È l'Abc del catechismo. La sacralità della vita non dipende dalla sua "creaturalità", ossia dal fatto che l'uomo è stato creato da Dio. Altrimenti, anche le piante e le pietre dovrebbero essere sacre. Il punto è un altro: l'essere umano è stato creato a immagine e somiglianza di Dio. E tu, uccidendo un uomo, hai ucciso Dio. Hai ucciso tutti gli uomini.»

Filippo si sollevò dalla sedia con lo sguardo incollato sul volto del padre. Era combattuto tra la lotta e la resa. La prima sarebbe stata probabilmente inutile, la seconda certamente dignitosa. Si voltò e, a passi lenti e silenziosi, si avvicinò alla massiccia porta di mogano. Afferrò la maniglia d'ottone. Era fredda, come il suo cuore. Aspettò. La mano era pronta a mettere fine per sempre al suo passato.

«Torna qui!» lo ammonì a quel punto una voce dura, e tuttavia venata d'affetto.

Filippo si voltò, ma rimase in piedi accanto alla porta. Aveva bisogno di una via di fuga.

«Non credo di essere la persona giusta per difenderti» disse Giovanni Santini, passandosi la mano sulla testa ricoperta di radi capelli bianchi. «Sono vecchio, pieno di acciacchi, mezzo rincoglionito, lontano da troppi anni dal campo di battaglia. Sono un uomo finito. Il mio tempo è finito.» Scandì le ultime parole con una speciale solennità. Non era enfasi, era l'ombra ingombrante del passato «E poi...» lasciò la frase in sospeso.

«E poi?» lo stanò il figlio, che ancora brandiva la maniglia.

«E poi... lo hai capito dai miei discorsi, sono un bigotto, un cattolico ottuso, un patetico uomo di fede, che c'entro io con la lotta per l'eutanasia? Cosa c'entro con il diritto di morire? Cosa posso avere a che fare con il diritto a morire con dignità e con il diritto al suicidio medicalizzato o simili diavolerie?» Si fermò, per rifiatare. Ormai si stancava facilmente: della roccia di un tempo era rimasto solo lo spettro. Tossì. «Io non credo nel diritto di morire, ma nel dovere di vivere.»

Filippo non mosse obiezioni. In fondo, tutte le parole pronunciate da suo padre erano vere, profondamente vere. Eppure la somma di quelle affermazioni rendeva quel magistrato in disarmo la persona migliore per toglierlo dai pasticci. Non gli serviva un difensore fanatico dell'eutanasia, ma un accanito assertore della sacralità della vita. Proprio per questo aveva pensato a lui. Doveva vincere sul terreno degli avversari, insinuarsi nelle faglie che rendevano poroso il campo dei tutori del dogma. Quanti avrebbero brandito la spada della fede se i loro corpi fossero stati ridotti a larve umane? Diritto alla vita, certo, chi lo negava? Ma cosa vuol dire "vivere"? Vivere a tutti i costi, sopravvivere, vivere senza vita, convivere con la devastazione di sé stessi? Se è un regalo di Dio, la vita deve essere fonte di felicità, non palude di disperazione. L'uomo ha bisogno del sostegno del Signore, soprattutto nel tempo della fragilità e della vigilia, quando il soffio della vita ti abbandona e il terrore ti ghermisce: come può Dio abbandonarti proprio nel momento fatale e negarti l'aiuto a morire? Dov'è la carità, dove la solidarietà, dove la compassione per l'altro? Bisognava girare il coltello nelle piaghe delle contraddizioni dei difensori ortodossi della fede, smascherarne le fatali ipocrisie e le facili retoriche.

«Pensa a me» continuò Giovanni Santini, seguendo il filo dei pensieri e dei ricordi. «Sono vedovo, solo, acciaccato, abbandonato da tutti. Non ho futuro, ma solo passato. Eppure vado avanti. Andrò avanti. Fino all'ultimo giorno, fino all'ultimo secondo. La mia morte non dipenderà da me. Aspetterò che si compia il destino. Come diceva Cicerone, non lascerò mai il posto di guardia.»

Un silenzio irreale cadde nella stanza austera. Era solido, pesante.

«Non sei solo, papà, hai me. Ci siamo scontrati su tutto, da quand'ero piccolo, perché siamo troppo diversi.»

«O troppo uguali» obiettò l'altro.

«È la stessa cosa, in fondo. In ogni caso, se ti chiedo di difendermi è perché ti ritengo il migliore.»

«Io il migliore?» si schermì il presidente Santini, notando con piacere che la mano del figlio aveva abbandonato la maniglia per infilarsi nella tasca destra del jeans.

«Il migliore per me.»

«Ma è assurdo. Non ho mai fatto l'avvocato in vita mia. Come posso iniziare a farlo con il caso di un figlio accusato d'omicidio? Il caso più difficile del mondo. La difesa più lontana dalla mia religione.»

«Non ho bisogno di un avvocato, ma di un uomo di legge. È una causa difficile: io ho fatto quello che era giusto fare. E la legge mi concedeva il diritto di farlo. Per spiegarlo alla corte c'è bisogno di un uomo di diritto che conosca in profondità il significato della parola giustizia. È una questione di dignità, di libertà. Non dovrai spiegare alla giuria se tu ritenga giusto il mio atto, ma se la legge lo ammetta. Dimostrerai, come avvocato, che, a prescindere dalle tue idee, il diritto, come interpretato e forgiato dalla Corte costituzionale, autorizza il mio gesto. Tu non devi difendere le tue idee, ma le idee di un uomo che non voleva più vivere.»

Giovanni Santini ascoltava senza fiatare. Era impaurito dalla sfida che lo aspettava.

«E ho bisogno di un uomo che mi voglia bene» continuò Filippo, la voce velata dall'emozione. «C'è bisogno di amore per affrontare un processo come questo. Un processo in cui si discuterà di bene e di male, di vita e di morte, di uomo e di Dio. E tu mi vuoi bene. Sei un vecchio testardo, un grande stronzo, un testone.» La smorfia di un dolce sorriso attraversò le sue labbra con la velocità di una folata di vento. «Ma mi vuoi bene... quasi quanto io ne voglio a te, papà.»

Parte quinta

IL PROCESSO

40

Il presidente si rivolse a Filippo con tono paterno: «Lei ha chiesto di rendere dichiarazioni spontanee. È un suo diritto, a patto che si attenga ai fatti di causa. Le devo chiedere anche di non superare i cinque minuti. Il processo sarà lungo e siamo ancora alla prima udienza. Prego, dottor Santini.»

«Me ne basteranno molto meno, signor presidente.» Una pausa, un respiro lungo e profondo. «Sono innocente, signori della corte. Contro di me ci sono solo anatemi e pregiudizi. Le accuse che mi sono state rivolte sono assurde.»

Ancora silenzio, questa volta più lungo e tormentato. Filippo cercava l'ispirazione. La trovò nell'ultima parola pronunciata. «Assurde, sì. Accuse assurde, signori della corte. È assurdo che un uomo venga accusato di aver aiutato un altro uomo a trovare la pace. È assurdo che chi esaudisce l'unico desiderio di un malato senza speranze venga considerato un assassino. È assurdo che un atto di pietà venga trasformato in un omicidio. È assurdo che una persona che aveva come unico futuro una morte lunga e dolorosa venga ritenuta vittima di chi ha ascoltato il suo grido di libertà. È assurdo che la moglie e la figlia dell'uomo che io avrei ucciso mi abbiano ringraziato pubblicamente. È assurdo che la legge non conceda a ogni essere umano il diritto di decidere della propria vita e della propria morte. È assurdo che la giustizia debba occuparsi di una vicenda umana così intima e privata. E soprattutto, scusatemi, è assurdo che io sia qui davanti a voi, signori della corte.»

Filippo fece un altro respiro profondo. Allentò il nodo della cravatta e slacciò il bottone più alto della camicia. L'attenzione di tutti fu calamitata dall'usciere che, con passo da sagrestano, si stava dirigendo verso la finestra più grande al lato destro della stanza, all'altezza delle transenne che dividevano il pubblico dagli avvocati. L'uomo, un sessantenne dall'aspetto curvo e stanco, posizionò una scala di legno logoro, cercando, senza fortuna, di chiudere il lucernario da cui filtrava un vento freddo e impetuoso. Provò una seconda volta, e poi una terza, tra il brusio generale. Dopo una lunga lotta, sotto gli occhi aspri del presidente, finalmente riuscì nell'impresa. Dopo quella parentesi, il capo della giuria sollecitò Filippo a concludere.

«So che voi non permetterete ad antiquati preconcetti e canoni medievali di determinare una condanna ancora più assurda. So che questa giuria valuterà i fatti secondo giustizia. So che voi mi restituirete la vita e la dignità. Sono certo che mi assolverete perché sono certo di essere innocente.»

Il commento degli astanti fu il silenzio. Filippo si alzò e si diresse verso il suo posto. Si voltò verso il pubblico.

Sandra, il viso pallido e levigato, era lì che lo guardava.

41

Il pubblico ministero prese la parola dopo aver bevuto un sorso d'acqua. Fiammetta Gravina era una donna non più giovane ma ancora bellissima: rossa, alta, slanciata, uno sguardo che sorrideva e illuminava. Aveva una lunga esperienza, ma il processo Santini era diverso da tutti gli altri che aveva seguito. La voce incrinata tradiva l'emozione.

«Oggi non vorrei essere qui, signori della corte. Non vorrei iniziare questa requisitoria. Non avrei voluto affrontare questo processo. Il senso del dovere mi ha impedito di sottrarmi al compito assegnatomi, ma non è facile confrontarmi con le mie debolezze. Sono una donna, prima che un pubblico ministero.

Qualcuno ha detto: "Il giudice è un uomo travestito da Dio". La funzione del giudicare è divina: dovrebbe spettare solo a Dio accertare la verità e regalare la giustizia. Solo l'Essere Supremo può stabilire ciò che è giusto e ciò che è vero, e distinguere il bene dal male. La debolezza del magistrato è tutta, irrimediabilmente, umana: significa imperfezione, debolezza, fragilità. E anche credenze, opinioni, interessi, ambizioni, retaggi. Ma, soprattutto, desideri, sogni, paure, fatale voglia di consenso. Sono un essere umano, dunque. Comprendo allora il dolore, la sofferenza, lo strazio che hanno dilaniato un uomo derubato della sua normalità, deturpato dal dolore, privato delle sue libertà, costretto a desiderare la morte e solo quella. Comprendo anche il sentimento che ha spinto l'imputato a organizzare il progetto, a curare le pratiche e ad accompagnare il povero Alberto Martinelli in Svizzera, a Zurigo. Come vogliamo chiamarlo questo impulso emotivo, questo moto dell'animo, questo bisogno di prestare soccorso? Pietà, solidarietà, amicizia, affetto? No, signor presidente. No, illustri signori della corte. No, assolutamente no! Troppo poco. Queste parole sono insufficienti, vuote, generiche. Sono banali. Chiamiamo questo sentimento con il suo vero nome, intollerante e assoluto, inaggettivabile e universale: è amore! Niente di meno e niente di diverso dall'amore. Amore allo stato puro: immedesimazione nei desideri dell'altro, immersione nel destino del prossimo, condivisione, anzi contaminazione. L'imputato è un avvocato penalista, esperto e stimato: Filippo Santini sapeva benissimo che il gesto lo avrebbe esposto alla certezza di un processo e alla probabilità di una condanna, allo spettro del carcere e al rischio della gogna.

Ma non s'è trattenuto. Ha agito lo stesso, s'è immolato, ha messo in gioco le sicurezze di un'intera esistenza. E qui la sua generosità si moltiplica. Filippo Santini ha reso pubblico il suo gesto per regalare una speranza a tutti coloro che oggi sono, e domani potranno trovarsi, nella stessa condizione di Alberto Martinelli. Ha deciso di farsi martire per combattere la battaglia di tutti i sofferenti in cerca di una via d'uscita. Sono tanti, tantissimi. "I suicidati viventi" li ha definiti lui stesso in un'intervista. Uomini e donne vessati da un destino crudele: tetraplegici costretti a un'esistenza odiosa da un terribile incidente o da una malvagia malattia. Chiedono una sola cosa, senza alternative e senza subordinate: chiedono di essere aiutati a morire, di essere aiutati nel morire. Come persona, comprendo il gesto e ammiro l'uomo. L'imputato è stato spinto dal coraggio e mosso dall'amore, voglio ripeterlo guardando Filippo Santini in faccia. E tuttavia in quest'aula, dove s'amministra la giustizia e s'invera la volontà della legge, io non sono una donna libera, ma un magistrato, schiavo della legge. La Costituzione stabilisce che i giudici sono soggetti alla legge e solo alla legge. Gli illuministi li hanno definiti bocca della legge, *bouche de la loi*. I loro pensieri e le loro convinzioni finiscono di avere importanza quando il legislatore esprime una volontà netta e perentoria. Davanti a voi, in questo luogo solenne, al quale ho dedicato con gioia e disciplina la mia intera esistenza, io magistrato sono servo, non padrone; esecutore, non decisore; braccio, non testa. Il giudice è chiamato ad applicare il Codice, senza essere depistato dalle idee o sviato dalle opinioni.

L'imputato cerca di strapparvi, giurati della corte, un'interpretazione delle norme che autorizzi il suicidio assistito di chi è immobilizzato a letto o inchiodato sulla sedia a rotelle, senza però dipendere da macchinari salvifici. Ma il nostro Codice penale non prevede il movente amoroso tra le cause di giustificazione che rendono lecito un atto delittuoso. L'amore non è un'esimente: il delitto dettato dall'impeto della generosità va anzi punito perché la società non può permettersi il lusso di sentimenti criminali. Il legislatore esclude espressamente il carattere esimente degli stati emotivi e passionali. Questo deve valere anche per i sentimenti e i moti dell'animo. Lasciamo, quindi, da parte le sensazioni che si insinuano sottopelle e poniamoci l'unica domanda che, qui e oggi, conta: la legge ammette l'aiuto al suicidio in favore di un uomo che respira, mangia e beve senza avere bisogno di un dispositivo tecnologico? Si può agevolare il progetto mortale di una persona che, pur essendo trafitta da una malattia irreversibile e vessata da dolori atroci, non sia tenuta in vita da un apparecchio che lo sostituisca nelle funzioni fondamentali? La risposta è dura, ma certa: no! Una risposta che può non piacerci, ma alla quale dobbiamo inchinarci. Possiamo forse auspicare una normativa più pietosa e più caritatevole, perché non è né pietoso né caritatevole che a un essere umano esposto al supplizio senza fine resti solo la strada della sedazione profonda protratta fino al sopraggiungere della morte per fame e per sete. Possiamo pensare che non sia pietoso e caritatevole lo strazio imposto al malato e ai suoi familiari. Ma io non sono legislatore e neanche voi giurati lo siete. Oggi, qui, dobbiamo uniformarci alla legge che esiste, non a quella che ci piacerebbe esistesse.

Veniamo al punto. La Corte costituzionale nel 2019, con la nota sentenza numero 242, ha dichiarato l'illegittimità dell'articolo 580 del Codice penale nella parte in cui incriminava anche l'aiuto al suicidio del malato irreversibile, dipendente da trattamenti di sostegno vitale, che abbia espresso in modo chiaro e definitivo la volontà suicidaria. Ora, io non voglio mettere in discussione la sussistenza, nel nostro caso, degli altri presupposti di liceità e non intendo valutare in modo burocratico la loro conformità formale e procedurale alle regole dettate dagli articoli 1 e 2 della legge 219/2017. Quindi, accetto l'assunto difensivo, confermato dall'accorata testimonianza della moglie del Martinelli e della documentazione sanitaria, secondo cui la malattia dell'uomo era grave e irreversibile, i dolori non più sopportabili e la volontà di morire chiaramente e definitivamente espressa. Mancava, però, il presupposto principale: la dipendenza da "trattamenti di sostegno vitale". Sono tali solo i meccanismi artificiali che surrogano le funzioni umane, innescando una condizione di vita innaturale. È questo il senso dell'autorizzazione concessa dalla Corte delle Leggi, valutata sul piano della lettera e, soprattutto, dello scopo. Questa autorizzazione è la conseguenza di una scelta legislativa che, in nome del principio di libertà, consente al paziente di rifiutare il trattamento medico, anche se questo sia necessario per tenerlo in vita. E allora il trattamento medico salvifico è esclusivamente l'apparecchio che sostituisce l'uomo nelle funzioni vitali. Solo in questo caso la vita diventa vegetale, finta, di plastica, meritevole di essere interrotta con un progetto terminale che eviti abissi senza dignità. Solo in questo caso, secondo il legislatore, l'aiuto al suicidio assume carattere sanitario perché si traduce nell'opposizione al trattamento terapeutico e si pone in linea di continuità con il principio della libertà di cura del paziente. Solo in questo caso non siamo di fronte a un vero suicidio, ma a un'autentica alternativa terapeutica all'atto di staccare la spina che sarebbe troppo lungo, doloroso e complicato. Al di fuori di queste situazioni, invece, la vita è piena, vera, umana: resta, quindi, intangibile e sacra. Ma cos'è, alla fine, questo trattamento di sostegno vitale? Certo, non è trattamento vitale il puro sostegno farmacologico, se non vogliamo ammettere che il cinquanta per cento degli uomini sopra i sessant'anni, malati di cuore, e non solo, abbia diritto al suicidio assistito. Non lo è neanche l'aiuto costante di familiari e infermieri nell'espletamento di funzioni quotidiane anche elementari: si tratta di solidarietà umana che non rende la vita vegetale, ma la impreziosisce con il calore del sentimento. Insomma, non si possono includere nel concetto di trattamento di sostegno vitale i casi in cui la vita del malato dipenda da altri uomini. Trattamento è solo l'apparecchio, il dispositivo automatico, la macchina che sostituisce il malato nelle funzioni essenziali: respirazione, alimentazione, idratazione, palpitazione. Sono trattamenti vitali solo le forme di supporto che si traducono nella surrogazione artificiale di essenziali compiti organici: ventilazione meccanica, supporto per gli scambi gassosi, aiuto alle funzioni renali, cardiache o epatiche. Tecniche, insomma, che vicariano le funzioni d'organo compromesse, in assenza delle quali la vita non può essere mantenuta. Quindi, trattamenti che non hanno un generico scopo curativo, ma svolgono l'attività di un apparato definitivamente compromesso, al fine di mantenere in vita, artificialmente, il paziente.

Nel nostro caso, invece, il povero Alberto Martinelli non necessitava di macchine per queste funzioni essenziali. Non veniva sostituito da dispositivi, ma solo aiutato da medici e familiari. Aiuto, non sostituzione, lo ripeto. Umanità, non tecnologia. Affetto, non elettronica. L'aiuto prestato dall'imputato al progetto suicidario del Martinelli integra, allora, sul piano oggettivo e sul versante soggettivo, gli estremi del delitto di aiuto al suicidio puniti dall'articolo 580 del Codice penale. Non è, invece, ipotizzabile la condotta di istigazione al suicidio, che postula un nesso di causalità psichica tra il comportamento e l'evento suicidario: gli elementi raccolti nel corso delle indagini, e confermati in sede processuale, hanno evidenziato che la volontà del paziente era già compiutamente formata prima dell'incontro con l'imputato. Non è neanche ipotizzabile il reato di omicidio del consenziente di cui all'articolo 579 del Codice penale, che postula il "dominio sull'atto finale" da parte dell'autore materiale della condotta, che nel caso di specie è palesemente mancato. L'apporto del Santini s'è tradotto, infatti, nella gestione della pratica amministrativa e nel trasporto fisico del Martinelli in Svizzera fino alla clinica della morte. L'atto finale è stato, invece, sotto il dominio del solo Martinelli, che ha compiuto, in piena libertà, l'atto autosoppressivo, usando la bocca per somministrarsi la dose letale del farmaco.

Allora, signori della corte, l'imputato è colpevole del reato ascrittogli. Con profondo disagio, devo chiedere la sua condanna. Reputo però conforme a equità, per tutte le ragioni che ho già esposto, che a Filippo Santini vengano concesse le attenuanti generiche e che, quindi, l'imputato sia condannato al minimo della pena, pari a tre anni e quattro mesi di reclusione, con tutti i benefici di legge.»

42

«Signori della corte, chi vi parla è un vecchio magistrato in pensione. Alcuni di voi mi conoscono come un antico frequentatore di queste strane stanze gonfie di fascino e traboccanti di mistero. Altri, i più giovani, hanno solo sentito parlare di me, spero con un minimo d'indulgenza. Per la maggior parte di voi, invece, il mio volto e il mio nome sono completamente sconosciuti. Mi riferisco, soprattutto, ai giudici popolari che, nel corso di vite dedicate ad altri scopi, hanno avuto in sorte l'avventura di conoscere all'improvviso, e per poco tempo, l'universo separato in cui si compie ogni giorno il rito della giustizia. Una faticosa ricerca, un allenamento alla pazienza, un viaggio dell'uomo nell'uomo. L'esplorazione di un orizzonte tremulo e beffardo. In effetti, sono un uomo del passato. Il mio tempo è finito, come dimostrano la ragnatela di rughe sul mio viso e il tremolio delle mie mani. Già, chi vi parla, con questa voce roca, è un uomo a fine corsa: stanco, esausto. Un uomo che, però, da vecchio, ha deciso di sedersi ai banchi di scuola e imparare un nuovo mestiere. È il primo processo da avvocato. Probabilmente l'ultimo. Sicuramente l'ultimo.

Indovino le domande che frullano nella vostra testa da quando, qualche mese fa, mi avete visto barcollare davanti a voi, appoggiato a questo bastone. Sono le domande che mi farei anch'io se fossi seduto ai vostri banchi. Le domande che mi sono posto anch'io quando mio figlio mi ha chiesto di assisterlo. Perché giocare col fuoco? Perché rischiare una reputazione? Perché cimentarsi in una sfida così temeraria? Perché non consigliare, a chi hai di più caro al mondo, un vero avvocato, esperto dell'arte sottile dell'argomentazione e dell'abile strategia corsara della persuasione? Perché, perché, perché? Non c'è una risposta, al di fuori della follia che infiamma la nostra carne e nutre la nostra anima. Follia, già: quella che mi accingo a concludere davanti a voi, illustre presidente, illustri giurati, è stata una sfida folle. È una follia indossare, a ottantacinque anni suonati, un nuovo abito pieno di spine, precipitare dall'altra parte della barricata e abitare quel luogo ingrato in cui non hai il potere di rispondere, ma solo il diritto di domandare. Oggi, però, sono felice della mia follia.

Vengo al punto, illustrissimi giurati.

Non ho assunto questa difesa spinto dall'amore di padre, non solo. Il sentimento non può giustificare battaglie sbagliate e assurde. Non ho mai pensato che i vincoli familiari possano liberare un uomo dal vincolo della giustizia e dal dovere dell'onestà. Non l'ho fatto neanche per impugnare la bandiera del diritto all'eutanasia. Chi di voi mi conosce sa bene che sono un cattolico intransigente, contrario a ogni cedimento morale sul dogma della sacralità della vita. Sono un vecchio che aborrisce l'atto di staccare la spina, il suicidio assistito e il testamento biologico. Sono contrario all'aborto e, persino, al divorzio. No, signor presidente. No, signori della corte. Non sono qui davanti a voi come un padre che vuole salvare il suo unico figlio dalla galera e dall'infamia; e neanche come il campione di una libertà di autodeterminazione capace di schiacciare il valore divino di ogni singolo battito del cuore umano. No, è tutto molto più banale, molto meno entusiasmante. Mi presento a voi come modesto uomo di legge che, nei suoi quarantacinque anni di magistratura, ha rivolto ogni sforzo alla ricerca della volontà della norma giuridica, anche e soprattutto quando questa era lontana dalla volontà della sua persona. Il giudice deve stabilire cosa è giusto con l'umiltà del servitore: interprete e non creatore dei precetti che regolano le esistenze individuali e i rapporti sociali.

Cosa vuole la legge nel caso al nostro cospetto? Non è un'eutanasia passiva perché non viene in rilievo la pura cessazione di un trattamento terapeutico, ma la somministrazione di un farmaco letale. Ma quella contestata all'imputato non è neanche un'eutanasia attiva diretta, ossia un omicidio del consenziente, perché, come ammesso dallo stesso illustre pubblico ministero, il farmaco è stato assunto direttamente dalla vittima e non somministrato dall'imputato. No, la vicenda culminata nella morte del professor Martinelli è qualificabile come un'eutanasia attiva indiretta, un suicidio assistito con una procedura medicalizzata.

Cosa prevede, allora, il Codice penale con riferimento a questo caso di eutanasia attiva indiretta? La legge vuole punire un uomo che procura un farmaco letale a un malato irreversibile privato della facoltà di svolgere la più elementare funzione di vita senza l'assistenza fisica di un altro uomo? La legge intende bollare come criminale il sostegno prestato a una persona tetraplegica che, in modo definitivo e profondamente consapevole, abbia deciso di non considerare più una vera vita, una vita meritevole, una vita dignitosa, quella da cui siano scomparse le parole *libertà, autonomia* e *felicità*? La legge può considerare illeciti la pietà, l'amore e la solidarietà? Io non lo credo. Voi non lo credete. La comunità dei giuristi non lo crede, non lo può più credere. Nel 2019, la Corte costituzionale ha ritenuto legittimo il comportamento di chi sostiene il progetto suicidario autonomo e consapevole di un uomo affetto da patologie irreversibili, fonti di sofferenze intollerabili, la cui sopravvivenza dipenda da un trattamento di sostegno vitale. Oggi questa giuria si trova ad applicare l'articolo 580, primo comma uno, del Codice penale, che incrimina il delitto di aiuto al suicidio, nella versione modificata dalla Corte costituzionale. Sapete bene che la Consulta ha scriminato la condotta in presenza dei seguenti e concorrenti requisiti:

1) deve essere accertato da un medico che la patologia sia irreversibile;

2) deve essere stato verificato da un medico che il malato patisca una grave sofferenza fisica o psicologica;

3) deve essere stato oggetto di verifica in ambito medico che il paziente dipenda da trattamenti di sostegno vitale;

4) un medico deve avere accertato che il malato sia capace di prendere decisioni libere e consapevoli;

5) la volontà dell'interessato deve essere stata manifestata in modo chiaro e univoco, compatibilmente con quanto è consentito dalle sue condizioni;

6) il paziente deve essere stato adeguatamente informato sia in ordine alle sue condizioni, sia in ordine alle possibili soluzioni alternative, in particolare con riguardo all'accesso alle cure palliative.

Dagli atti di causa è emerso che, secondo la stessa pubblica accusa, sussistono sicuramente le condizioni 1, 2, 4, 5 e 6, mentre residua un dubbio in relazione alla condizione 3, cioè la dipendenza da "trattamenti di sostegno vitale", dal momento che la vittima non era stabilmente collegata a un respiratore o ad altro meccanismo strettamente funzionale al suo mantenimento in vita. Abbiamo, però, dimostrato in giudizio che l'uomo dipendeva da due forme di sostegno vitale: una farmacologica, la cui interruzione "avrebbe comportato uno scompenso cardiocircolatorio e un aggravamento della sintomatologia invalidante e algica", con probabile decesso per infarto o ictus cerebrale; una umana, da individuarsi nella funzione evacuativa manuale delle feci, ma anche nell'aspirazione del muco dai bronchi e nel supporto alle funzioni urinarie, "senza la quale si sarebbe giunti a un quadro occlusivo meccanico con conseguente morte del paziente".

Ma cosa si intende per trattamenti di sostegno vitale? Sono tali, come vorrebbe il mio contraddittore, solo le macchine che sostituiscano l'uomo incapace di respirare, bere e mangiare? Solo i trattamenti automatici e meccanici azionati da aggeggi infernali partoriti da una tecnica capace di espletare funzioni umane? O è trattamento di sostegno anche la supplenza di un altro uomo che ci consente di vivere, che vive al posto nostro, che ci surroga nelle azioni minute e banali della quotidianità?

Io credo che la soluzione sia la seconda. La nuova legge forgiata dalla Corte delle Leggi non parla di "trattamenti automatici" ma di "trattamenti di sostegno vitale". Si tratta di un'espressione, come sapete, sconosciuta alla letteratura scientifica, così come nessun testo della medicina accademica ci spiega quanto lunga debba essere la sopravvivenza media del malato alla cessazione della terapia affinché questa possa considerarsi vitale. Dobbiamo allora interpretare questa misteriosa formula linguistica in modo ragionevole, proporzionato, soprattutto in modo coerente con lo scopo, che è quello, non dimentichiamocelo mai, di consentire di anticipare la propria fine a un malato in carne e ossa destinato a morire comunque in tempi ragionevolmente brevi. Il fuoco della vita non può bruciare per sempre.

L'aggettivo "vitale" ci fornisce, allora, la risposta, nitida e pura: è azione vitale ogni meccanismo che supporti un uomo che non è capace di espletare le funzioni minime in modo autonomo. Un uomo che, dunque, non è più tale. Un uomo che è autorizzato a non sentirsi più uomo, visto che nessuno può indicare ad altri fino a quando la vita sia meritevole di essere vissuta o fino quando un dolore possa considerarsi sopportabile. Sono, pertanto, trattamenti vitali non solo quelli forniti da dispositivi meccanici, ma anche quelli assicurati da condotte umane. Ha bisogno di sostegno anche un essere umano svuotato della sua identità perché non può mangiare, bere, camminare o pisciare senza la collaborazione di un infermiere o di un familiare. Ha bisogno di sostegno anche un uomo che ha necessità di assumere farmaci per placare i dolori e per evitare un decadimento fisico che porterebbe al collasso definitivo dell'organismo. Ha bisogno di sostegno anche un uomo che, pur non dipendendo oggi da un macchinario, finirà inevitabilmente per averne bisogno in un futuro più o meno prossimo. In tutti questi casi il suicidio non produce una morte innaturale, ma rende più accettabile una fine provocata, in ultima e decisiva battuta, dalla malattia.

Signor presidente, signori della corte, l'interpretazione che pretendesse di differenziare il regime giuridico a seconda del tipo di trattamento di sostegno di cui il paziente ha bisogno, nonostante la presenza di un'identica patologia irreversibile fonte di intollerabili sofferenze, sarebbe del tutto irragionevole e, pertanto, contraria al principio di uguaglianza scolpito dall'art. 3 della Costituzione.

La ragione della norma che vi chiediamo di intendere nella portata più ampia e più giusta si annida e s'invera in un'idea moderna e autentica di umanità. Un'idea che si sposa con il concetto di dignità e con quello, ancora più nobile, di futuro. La vita non può essere sopravvivenza di un corpo diventato estraneo all'identità della persona. Il lapidario divieto di aiutare taluno a procurarsi la morte, contenuto nel vecchio articolo 580 del Codice penale, coniato in un tempo in cui lo scopo unico era tutelare a ogni costo la vita intesa come bene sociale e interesse pubblico, va oggi coniugato con il diritto a una vita dignitosa e con quello al rifiuto di trattamenti terapeutici di fronte a una malattia che sia destinata a un esito certamente infausto, a conclusione di un percorso altrettanto certo di dolore acutissimo e senza fine. Legittima è allora l'aspirazione alla conclusione della vita e lecito è il suicidio assistito, poiché frutto dell'autodeterminazione del malato a congedarsi da un'esistenza che non è più in grado di apprezzare come tale. E lecito è l'aiuto fornito a chi non abbia la forza di fare da solo. Il povero Alberto Martinelli aveva bisogno di aiuto per bere e per mangiare, e persino per espletare le funzioni corporali. Negli ultimi due anni l'uomo ha sofferto di dolori d'intensità tale da risultargli insopportabili: le più potenti terapie del dolore, comprese morfina e cannabis, non gli procuravano più alcun sollievo, sia pur momentaneo. "Sono ridotto a un punto che se mi copro con il lenzuolo sento dolore" ha riferito il Martinelli al medico curante. "Non ho la malattia, sono la malattia" ha ripetuto una sera a mio figlio, facendogli gelare il sangue nelle vene. L'uomo ha per questo iniziato a maturare il progetto del suicidio. Ne ha parlato con la moglie, con la figlia, con la madre, con il fratello e con gli amici, mostrandosi fermo nel proposito di porre fine a quelle sofferenze mediante una morte procurata. Riteneva di meritare una morte dignitosa, liberatrice, giusta. L'ha trovata in Svizzera, dove gli articoli 114 e 115 del Codice penale considerano lecito il suicidio assistito all'unica condizione che l'agente non agisca per fini egoistici, per tali intendendosi non solo i motivi di lucro, ma anche vantaggi d'altra natura. Io non condivido il gesto di mio figlio. Ho cercato in tutti i modi di impedirglielo: ho gridato, ho supplicato, ho inveito. Ma il suo è stato un gesto lecito. Un gesto nobile, coraggioso e bello. Sono fiero di mio figlio. Chiedo per lui l'assoluzione perché il fatto non costituisce reato.»

43

Il presidente riprese la parola dopo che tutti i giurati si furono accomodati al loro posto, seduti intorno al robusto tavolo di legno che campeggiava al centro della camera di consiglio.

«Signori giurati, ci tocca deliberare su una storia delicata. Una storia che parla di dolore, di disperazione, di malattia, di infelicità. Una storia che ci interroga come uomini, prima che come giudici. Il mio maestro mi ha insegnato che la giustizia non è l'insieme delle regole che riassumono la vita umana, ma la vita umana riassunta dalle regole. Al centro dell'indagine non è la legge astratta, fredda, impersonale, ma la vita concreta, calda, palpitante. Ogni sentenza è un viaggio dell'uomo nell'uomo. Un documento antropologico. E siccome la vita umana comprende la morte, la giustizia che in queste aule si celebra è anche esplorazione della morte: penetrazione di un mistero che affascina e atterrisce. Questo processo è allora esemplare proprio perché vibra di vita e di morte. La vita e la morte di un uomo travolto, a cinquant'anni appena compiuti, da un terribile incidente che all'improvviso lo ha trasformato in un infelice paraplegico e gli ha strappato la voglia di andare avanti. La vita e la morte di un uomo che ha perso il gusto della felicità. La vita e la morte di un uomo torturato da un dolore sordo anche ai più potenti medicinali. La vita e la morte di un uomo bisognoso di farmaci e di cure per sopravvivere. La vita e la morte di un uomo che non è più animato dal vento inebriante della libertà. La vita e la morte di un uomo che non vuole più incarcerare i suoi familiari e trova, per questo, insopportabile il peso del loro amore.

È lecito aiutare quest'uomo a morire? E qual è il confine tra procurare la morte e accettare di non poterla impedire? Sono domande difficili, a cui dobbiamo rispondere applicando la legge. Secondo Voltaire "la legge non deve essere interpretabile" perché "ogni interpretazione nasconde una corruzione". Si tratta, però, di un mito illuministico: il mito della legge perfetta. Ma la legge perfetta non esiste perché, come ogni vicenda umana, anche la produzione normativa sfugge all'immediata comprensione, essendo ineluttabilmente incerta, meravigliosamente imperfetta e drammaticamente misteriosa. Le parole dei testi normativi sono fatalmente ambigue. Quindi la legge è interpretazione – scoperta, o se volete avventura – che deve estrarre dalle parole oscure della regola il valore autentico del precetto.

Ci aspetta un viaggio, signori giurati: il viaggio dalla disposizione alla norma, ossia dall'enunciato linguistico al significato dell'enunciato linguistico. Siamo chiamati a penetrare, nella selva selvaggia e oscura del dato testuale, il nucleo, il comando, il divieto, la regola di comportamento, il dovere di condotta imposto ai consociati. Noi siamo chiamati a elaborare un verdetto giusto, cari amici. Usciremo da questa stanza solo dopo aver raggiunto quest'ambizioso obiettivo: non importa quanto ci vorrà. Profonderemo ogni sforzo affinché l'applicazione della legge alla vita concreta non produca esiti disumani, contrari al senso di verità e alla voglia di equità che vibrano dentro di noi. Secondo sant'Agostino, la legge deve essere giusta, altrimenti non è legge. E la nostra sentenza deve essere giusta, signori giurati.

Cosa è giusto nel nostro caso? È giusto aiutare un uomo che soffre a morire? O è più giusto aiutarlo a vivere? Dove risiede il coraggio? E dove la viltà e l'egoismo? Qual è la vera volontà della legge? Cari amici, non c'è bisogno che vi ricordi la delicatezza del compito che ci attende. Io sono il presidente della corte e anche il collega alla mia destra, il dottor Danilo Di Matteo, è un magistrato di carriera, ma nessuno di noi due ha un compito più importante del vostro. Se non ci sarà unanimità, il nostro voto varrà quanto il vostro. In caso di parità, il verdetto sarà di assoluzione.»

44

L'ufficiale giudiziario ottenne il silenzio e annunciò l'ingresso della corte. Gli otto giudici raggiunsero i loro scranni e restarono in piedi, in attesa. Il foglio con il verdetto era nelle mani del presidente.

Pochi minuti dopo, la sua voce risuonò nell'aula attonita: «La Corte d'assise di Roma, visto l'art. 134 della Costituzione, dichiara rilevante e non manifestamente infondata la questione di legittimità costituzionale dell'art. 580 del Codice penale, come modificato dalla sentenza n. 242 del 2019 della Corte costituzionale, nella parte in cui richiede che la non punibilità di chi agevola l'altrui suicidio sia subordinata alla circostanza che l'aiuto sia prestato a una persona tenuta in vita da trattamenti meccanici di sostegno vitale, per contrasto con gli articoli 2, 3, 13, 32 e 117 della Costituzione, quest'ultimo in riferimento agli articoli 8 e 14 della Convenzione europea dei diritti dell'uomo. Dispone l'immediata trasmissione degli atti del procedimento alla Corte costituzionale. Sospende il procedimento in corso e i relativi termini di prescrizione, fino alla definizione del giudizio incidentale di legittimità costituzionale. Ordina che, a cura della cancelleria, la presente ordinanza sia notificata agli indagati, al pubblico ministero e al presidente del Consiglio dei ministri, e sia comunicata ai presidenti delle due Camere del Parlamento».

Il padre afferrò il polso di Filippo e strinse con forza. Sorrideva. Un lampo negli occhi. «È una decisione coraggiosa. La Corte costituzionale ci darà ragione. Questa legge non deve essere cancellata solo per te, ma per tutti.»

Con il cuore in gola, Filippo estrasse il cellulare. Doveva dirlo subito a Sandra.

45

«Buongiorno!»

La voce era squillante, ottimista. La vecchietta era seduta al suo tavolino, nello sguardo un'impronta più decisa.

Stava gustando un tè, accompagnato da alcuni pasticcini al burro dall'aria deliziosa.

«Buongiorno, signora...» La solita nota d'incertezza.

«Erminia, mi chiamo Erminia» rispose lei, scostando con delicatezza la tazza dalle labbra bagnate e deponendola con lentezza sul tavolino.

«Buongiorno, signora Erminia.»

La bassotta e il barboncino si avventarono su di lei a caccia di coccole. Questa volta, però, la vecchietta non parlò dei cagnolini scodinzolanti che s'erano già abbarbicati sulle sue gambe corte e magre.

«Complimenti, avvocato» disse seria, mettendo i suoi occhi vivaci negli occhi curiosi di lui.

Filippo era sconcertato. Sapeva che lui era un avvocato. Come mai? E perché gli faceva i complimenti? Lo attraversò la sensazione spiacevole di non avere la situazione sotto controllo.

«Grazie, cara signora» rispose in modo meccanico. Cercava di capire cosa stesse succedendo.

«È una battaglia giusta, signor Filippo.»

Aveva azzeccato anche il suo vero nome. Un caso? Le sorprese aumentavano.

«È troppo buona, signora Erminia.»

«Ho seguito il processo sui giornali e in televisione. Lei sta lottando per i diritti di tutti noi. Non è una società giusta quella che impone a un uomo il dovere di soffrire oltre i limiti della dignità. È indecente. Disumano. Dio non ci può chiedere di essere ostaggi di una malattia.»

Filippo si trovava di fronte a una donna diversa da quella che aveva incontrato un numero infinito di volte, sempre in quella piazzetta appartata e accogliente. Si mostrava lucida, razionale, capace di sintetizzare una lunga storia in poche parole fulminanti. Chi era quella vecchietta che ora lo scrutava?

Graziosi pappagallini verdi saltavano, gioiosi, tra i rami dei due alberi che si sfidavano di fronte ai tavolini imbanditi. Una magia inesplicabile l'armonia del loro volo.

«La battaglia non è finita, cara signora. Aspettiamo il responso della Corte costituzionale.»

«Quando sapremo?» lo incalzò lei. «Si accomodi, la prego» aggiunse. L'invito era gentile, ma perentorio.

«Grazie» ubbidì Filippo, prendendo posto di fronte a quell'enigmatico personaggio.

Da dove veniva? Cosa voleva da lui? Chi era veramente?

«Nove mesi, al massimo un anno» rispose, sovrappensiero.

«Vincerà, non si preoccupi» lo rassicurò l'anziana interlocutrice con una voce pastosa.

«Lo crede davvero?»

«Ne sono certa. Lei sta mettendo a rischio la sua libertà per garantire la libertà di tutti noi. La Corte delle Leggi dovrà riconoscere che è una questione di civiltà.»

"Corte delle leggi" ripeté a mente Filippo. Un'espressione da tecnici del diritto. Quella signora strampalata si era trasformata, come per incanto, in una navigata costituzionalista.

«Lo spero, signora, lo spero davvero» annuì con aria sommessa.

«Dietro questo processo ci deve essere anche una meravigliosa storia d'amore.»

"Sa anche questo!" rimuginò Filippo, che ormai non sapeva più cosa aspettarsi. La fissò, stupito. Quella donna non era un mistero, era più misteri insieme. Tutti più fitti di una giungla tropicale.

«Solo l'amore può infondere un coraggio così grande» precisò la donna, romantica.

Filippo rimase in silenzio, annichilito. Anche lei tacque per alcuni minuti, mentre accarezzava i cagnolini. Un altro pasticcino, un ultimo sorso di tè. Poi si sollevò di scatto, spinta da una forza improvvisa.

«In bocca al lupo, avvocato Santini» disse infine, quando fu in piedi. Conosceva anche il suo cognome, si sorprese Filippo.

Cercò di organizzare una risposta, senza risultati. «Grazie, signora...» bofonchiò. Si domando perché quel giorno la signora, per la prima volta in tanti anni, non avesse detto il suo nome.

Dopo pochi secondi, lei gli dava già le spalle. Pencolava, poggiandosi sul bastone. Una sagoma che si rimpiccioliva a poco a poco.

All'improvviso la donna si voltò verso di lui e lo centrò con una sfumatura beffarda nelle pupille nere: «Erminia. È il mio vero nome: Erminia Rovelli».

Epilogo

Un lunedì di sole a Londra. Il tragitto in metropolitana verso Gloucester Road. Pochi secondi prima della fermata, Francesca si fece largo tra i passeggeri che formavano un muro quasi impenetrabile. Per qualche insondabile ragione lei amava quel giornaliero viaggio sotterraneo, amava il mistero sprigionato dai compagni sempre diversi con cui condivideva quello strano pezzo di vita, amava l'attesa e la velocità che si respiravano in quei vagoni fagocitati dal buio.

Amava tutto di Londra. In un primo momento quella città le era parsa fredda, estranea, irrimediabilmente lontana. Poi, a poco a poco, ne aveva assorbito il ritmo, quel distacco aristocratico dalle cose e, persino, quell'inesplicabile orgoglio isolano.

Di Roma, certo, le mancavano la bellezza indolente e il cuore grande, ma Francesca sentiva che il suo futuro sarebbe stato nella città che l'aveva accolta da più di un anno.

A grandi falcate salì le scale per raggiungere l'aria aperta. Trovò un cielo ancora più radioso di quello che aveva lasciato.

Entrò in una pasticceria a pochi metri da casa per ritirare il pacco che aveva ordinato la mattina. Poi corse verso il civico 27. Entrò nel portone di volata e salì rapidamente le scale fino al secondo piano.

Era trafelata. Aprì la porta con una fretta febbrile. Aveva

un appuntamento importante e non poteva perdere tempo. Entrò in cucina e stese sul tavolo la tovaglia ricamata delle occasioni importanti, regalatale dalla madre.

Afferrò la torta e, con mano tremante, vi infilò la candelina. Quindi, l'accese e l'ammirò ardere per alcuni secondi.

Poi la spense, con un soffio deciso, e sussurrò: «Auguri, papà».

Nota dell'autore

Per scrivere l'articolo al capitolo 25 mi sono ispirato al pensiero espresso da Lucien Israël, medico laico e non credente, nel libro-intervista *Contro l'eutanasia*, Edizioni Lindau, Torino, 2007.

Indice

Mondadori Libri S.p.A.

Questo volume è stato stampato
su carta HOLMEN
con fibra vergine proveniente da foreste sostenibili holmen.com/paper
presso ELCOGRAF S.p.A.
Stabilimento - Cles (TN)

Stampato in Italia - Printed in Italy